Retrain Your Brain
Cognitive Behavioral Therapy in 7 Weeks

重新训练你的大脑

7周认知行为疗法

[美] 赛思·吉利汉博士（Seth J.Gillihan,PhD）著

中国青年出版社
CHINA YOUTH PRESS

图书在版编目（CIP）数据

重新训练你的大脑：7周认知行为疗法 /（美）赛思·吉利汉著；庄美芬译.
—北京：中国青年出版社，2020.8
书名原文：Retrain Your Brain: Cognitive Behavioral Therapy in 7 Weeks
ISBN 978-7-5153-6067-6

Ⅰ.①重… Ⅱ.①赛…②庄… Ⅲ.①认知 – 行为疗法 Ⅳ.①R749.055

中国版本图书馆 CIP 数据核字（2020）第105347号

重新训练你的大脑：7周认知行为疗法

作　　者：〔美〕赛思·吉利汉
译　　者：庄美芬
策划编辑：刘　吉
责任编辑：胡莉萍
文字编辑：任长玉
美术编辑：佟雪莹
出　　版：中国青年出版社
发　　行：北京中青文文化传媒有限公司
电　　话：010-65511270 / 65516873
公司网址：www.cyb.com.cn
购书网址：zqwts.tmall.com
印　　刷：北京诚信伟业印刷有限公司
版　　次：2020年8月第1版
印　　次：2020年8月第1次印刷
开　　本：880×1230　1 / 32
字　　数：120千字
印　　张：6.5
京权图字：01-2019-1567
书　　号：ISBN 978-7-5153-6067-6
定　　价：39.90元

版权声明

Quick-Start Guide
快速入门指南

这本书适合你吗？勾选那些描述符合你的选项：

☐ 我有睡眠问题。

☐ 我觉得我没有什么期待。

☐ 我很难放松下来。

☐ 我对过去喜欢的东西不那么感兴趣了。

☐ 我害怕下一次焦虑的发作。

☐ 我难以集中注意力和做出决定。

☐ 我感到内疚和自卑。

☐ 我很害怕一些东西，动物或其他某些状况。

☐ 我很难有充沛的精力和动力。

☐ 我担心得太多了。

☐ 我经常感到紧张和焦虑。

☐ 我逃避我需要做的事情，因为它们让我焦虑。

☐ 我很难控制我的担心。

☐ 我在一些社交场合感到极度紧张，如果可以，我会避开他们。

如果你在一些方框上画了对钩，请继续阅读了解CBT，亲自参与治疗过程。

CONTENTS
目　录

Forword
序　言

　　研究表明，认知行为疗法（CBT）是治疗抑郁症和焦虑症最有效的方法，其改善痛苦和防止抑郁复发的能力超过了药物和其他类型的疗法。但是什么是CBT，它是如何工作的呢？

　　在你看到认知行为疗法的实际效果之前，你很难意识到它的治愈能力。在我的临床工作中，我亲眼目睹了人们在学习认知行为疗法时，被这些疾病吓到而放弃。

　　例如，我的一位客户，一位患有30年严重抑郁症的65岁女性来到我的门前，她感到绝望、沮丧，完全怀疑我能否帮她想办法摆脱抑郁。在她看来，她是一个非常不幸的基因受害者，她或我没有办法改善她的情绪。

　　然而，在几次治疗后，她开始意识到自己的思维过程并且开始认识到，她对自己的许多设想实际上都是没有根据的。在得出结论和考虑其他可能性之前，她开始质疑这些设想。她发现自己的想法并不总是完全准确，她学会了如何在相信自己最初的判断之前寻找证据。

　　这种对自己思维模式的认识，导致她与丈夫的关系发生了微小但深刻的变化。当她的婚姻状况开始改善时，她感到了安全，可以换个角度看待别人对她的反应。她开始明白，她感受世界的方式被扭曲了。通过认知行为疗法，她能够重新看待自己的思维过程，以便能够更乐观地接受这个世界和自己。

渐渐地，她有了重新开始社交的信心，并开始接触那些她认为已经放弃了自己的家人，与家人的接触使她又惊又喜。我看着她从一个几乎没有精力去散步的人变成了一个乐于从事社交和家庭活动的人，一个对未来充满期待的人，这就是认知行为疗法改变生命的力量。

人们常常希望借助书籍摆脱抑郁和焦虑，但当他们遇到艰深的学术术语或过于冗长的心理学理论时，他们就会放弃这些书，要不就会因为书的篇幅太长而感到沮丧。对于那些在情绪低落或焦虑过度的重压下挣扎的人来说，一本用抽象语言写成的厚书会让他们感到难以承受。但在本书中，吉利汉博士为我们提供了一本简单、简洁、没有压力的工作手册。对于那些因挣扎而感到疲惫或失败的人来说，这是理想的选择。吉利汉博士通过9章的内容将认知行为策略分解为易于理解的概念和练习题，给了读者信心和完成的力量。

我认识吉利汉博士已经15年了，亲眼目睹了他对那些在最脆弱的时候向他寻求帮助的病人的热情和同情心。在他们最低潮的时候，他可以提供他们所需要的照顾，并无私地为他们提供帮助自己的技能。现在，在我们一起学习的10多年后，我很高兴能够与吉利汉博士讨论临床问题，他利用自己广泛的经验帮助患者及其家人克服焦虑和抑郁。他写了大量关于抑郁和焦虑的文章，发表了40多篇学术和临床手稿，他是《克服强迫症：康复之旅》一书的合著者。

参与认知行为疗法的过程确实是一段旅程，一段艰辛和充满挑战的旅程，但也是一段令人兴奋和收获的旅程。就像所有艰难的旅程一样，最好有一位经验丰富、知识渊博的导游，我想不出比赛思·吉利汉博士更好的人来带领你们踏上这段旅程。

露西·福尔康布里奇博士

（LUCY F. FAULCONBRIDGE, PHD）

Introduction
前　言

　　怎样才能帮助人们少受点苦，活得更充实？这个问题驱使我成为一名心理治疗师。我记得当我还是研究生的时候，就发现了这个答案。一天深夜，我在图书馆里研读一种叫作认知行为疗法（CBT）的东西。在学习过程中，我学会了认知行为疗法是如何帮助我们用新的、更好的想法和行为来取代那些对我们不起作用的想法和行为的。

　　认知行为疗法似乎很合理，病人和医生之间的合作很好，医生对寻求帮助的人也很尊重。CBT隐含的假设是，我们可以自我治愈，它迎合了我的人文主义倾向。CBT项目也经过了很好的测试，所以我相信它们会帮助很多人。我马上就知道我找到了自己的归宿，成为一名治疗师。

　　硕士毕业后，我的硕士学位是CBT，我想接受更专业的CBT训练，所以我在宾夕法尼亚大学继续攻读博士学位，这所学校开发了许多经过测试的认知行为疗法。在接下来的12年里，我学习、实践并研究了CBT治疗焦虑和抑郁的方法，先是作为一名博士生，接着成为宾夕法尼亚大学的一名教员，我一次又一次地被CBT帮助人们突破生活中的主要障碍的力量所震撼。

我没有预料到的是CBT的原则对个人有多么有用。生活对我们所有人来说都很艰难，我也有过恐慌发作、情绪低落、焦虑失眠，感到压力和极度失望的经历，我发现CBT的工具对治疗师和患者都很有效。

很多来我办公室的人以前也接受过治疗，他们可能探索了自己的童年，发现了最亲密关系的模式，并获得了宝贵的见解。他们可能发现这种疗法非常有用，甚至可以挽救生命。然而，他们找了一个CBT治疗师，因为由于某种原因，他们无法做出他们想要的改变。

也许他们还没能改掉避免不舒服的习惯，或者他们继续被不断的担忧所困扰，或者他们无法停止习惯性的自我批评，他们经常寻找的是能够解决他们非常清楚的问题的工具和技能。CBT可以帮助一个人将想法转化为行动。

我希望尽可能多的人体验CBT的力量，使他们的挣扎更容易被控制。不幸的是，许多人根本不知道短期有效的心理治疗是可行的，其他人很难找到提供CBT的治疗师，还有一些人负担不起治疗费用。这本书是使那些需要CBT的人更容易获得它的力量。

我写这本书的目的是向你介绍一套有助于缓解焦虑和抑郁的技巧。如果你读过其他CBT书籍，就可能会发现这本书在某些方面有所不同。我一直努力使材料易于理解，使其没有不必要的信息。

我还围绕着一个每周都在进行的7周计划来组织主题。为什么是7周？这本书的结构和我对自己的治疗过程类似：在最初的治疗阶段，我们制订了一个坚实的治疗计划，然后在接下来的几个阶段学习CBT的基本技能，剩下的治疗重点是应用这些技能。这本书的设计方法是一样的，尽快获得你需要的CBT技能，然后继续使用你自己的技能。简而言之，学习成为你自己的治疗师。

CBT帮助无数人过上了更好的生活。每个人都能从CBT中受益吗？可能不会。但我发现，治疗得好的人往往会做三件事：首先，他们会发声——这可能是考虑到持续接受治疗是一件好事。其次，他们带来了一种健康的怀疑论——成为治疗的"真正信徒"并不一定能从中受益。最后，他们愿意尝试一些新的东西。

我邀请你也这么做。在这种情况下，"出现"意味着将你的全部注意力和意图投入到这项工作中，因为你不欠自己什么。我鼓励你深入研究这个计划，看看它是否适合你。如果你做这些事情，我的猜测是你会加入从CBT中获益良多的大多数人的行列。

让我们开始吧。

Part One
第一部分

认知行为疗法概述

　　在开始我们的7周计划之前，了解一点关于CBT的知识是有帮助的——它是什么、来自哪里以及它是如何使用的，这有助于了解CBT在什么情况下是最有效的治疗方法。

Chapter One
第一章 | 熟悉认知行为疗法（CBT）

在这一章，我将描述CBT，包括它是如何发展的，并讨论治疗师如何应用它，我还将回顾它的有效性。在本章结束之前，你应该知道CBT背后的"大思想"，以及它的强大之处。

首先，让我们思考一下泰德的经历：

> 泰德在一个凉爽的春天早晨穿过树林，四周都是鸟鸣声。樱桃树和木兰树都开满了花，当阳光透过树叶时，他感到了温暖。

> 泰德走着走着，走到了一座木质的人行桥上。它又宽又结实，大约有一辆校车那么长，桥下面是一条30多英尺深的河流。

> 当泰德接近大桥时，他感到胸口和胃部突然发紧。他往下看河流，立刻就头晕目眩了，感觉难以呼吸。他想："我做不到，我过不了这座桥。"他望着桥的另一边，小路一直延伸到他所期待的远景。

> 当泰德试图控制自己时，他想知道为什么会发生这样的事情。他以前对桥梁没有任何恐惧，直到在一场强雷暴中，他被

困在一座巨大的吊桥上，现在这种恐惧经常发作。

当他感觉稍微平静一点后，他试着鼓起足够的勇气穿过那座桥。走了几步，他就被恐惧淹没了，失望地跑了回去，回到他的车上。

如果泰德在20世纪上半叶开始接受治疗，就很有可能会接受精神分析，这是由西格蒙德·弗洛伊德（Sigmund Freud）开创的治疗方法，后来被他的追随者进一步发展。精神分析是基于弗洛伊德对心灵的理解，其中包括以下原则：

- 早期生活经历是个性形成的重要决定因素。
- 大脑的重要部分被"埋葬"在我们的自觉意识之下。
- 我们的兽性冲动和攻击性与我们的良知处于战争状态，导致焦虑和内部冲突。

因此，弗洛伊德将精神分析作为一种理解和处理源自童年的"无意识"内部冲突的方法。

在心理分析课上，泰德可能会躺在沙发上，大部分时间都在聊天，偶尔会有心理分析师的评论或问题。他可能会在分析师的指导下探索这座桥代表什么，例如，他从小与桥有什么联系？

他的父母是鼓励他去探索，还是他收到了关于"勇敢"和"亲近妈妈"的混杂信息？

根据弗洛伊德的理论，在某种程度上，这种治疗将解决泰德对分析师的感情，这将被解释为是从早期的关系（特别是与他的父母）"转移"出来的。泰德可能一周会有四天去看他的心理分析师，持续好几年。

除了长期治疗外，关于精神分析有多好的证据还很少，因此，泰德可能要花费数年的时间来进行一种疗效未知的治疗，心理治疗领域后来的发展旨在解决这些缺点。

CBT简史

20世纪下半叶出现了一种非比寻常的方法来解决泰德所经历的那种恐惧。作者和研究人员设想了一种基于最近科学发现的治疗形式，首先是在动物行为领域，接着是在认知或思维领域。让我们来看看这些疗法的每一种形式，并考虑它们是如何融合的。

行为疗法

一门关于动物学习和行为的科学发展始于20世纪初。首先，伊凡·巴甫洛夫发现了动物是如何学会两件事同时进行的。在1906年的研究中，实验者先摇铃，然后给狗喂食。经过几轮配对铃和食物，狗会开始流口水，只是因为听到铃声，它知道铃声是食物来了的信号。

几十年后，像伯尔赫斯·佛雷德里克·斯金纳（B. F. Skinner）这样的科学家发现了行为是如何形成的。是什么让我们更有可能做一些事情而不太可能做其他事情？现在的结果是众所周知的：惩罚一个行动来阻止它，奖励一个行动来鼓励它。总得来说，巴甫洛夫、斯金纳和他们的同事的发现为影响动物行为（包括人类行为）提供了几种工具。

20世纪中叶的行为科学家看到了一个巨大的机会，利用这些原则为心理健康服务。也许是几次集中注意力的会议，而不是在沙发上待上几年，行为治疗可以帮助个体克服焦虑和其他问题。

也许最著名的早期行为疗法先驱是南非精神病学家约瑟夫·沃尔普（Joseph Wolpe），他是一种名为基于行为焦虑治疗的系统脱敏疗法的先驱。同样来自南非的还有阿诺德·拉撒勒斯（Arnold Lazarus），他与沃尔普合作设计了一种"多模式"疗法，将行为疗法整合到一种更全面的治疗方法中。

他们将如何解释和治疗泰德的恐惧呢？他们可能会这样说：

> 泰德，看来你已经学会害怕桥了，也许是因为你在桥上有过可怕的经历，现在你把桥和危险联系在一起。每次走近一座桥，你就会开始恐慌，至少可以说，这种感觉真的很不舒服。所以，你试图逃离这种情况是可以理解的。
>
> 每次逃跑时，你都会有一种解脱的感觉，你避免了一些让你感觉糟糕的事情，所以你因为逃避而得到了回报。虽然逃避在短期内感觉更好，但它不会帮助你渡过难关，因为这种奖励会强化逃避的习惯。
>
> 如果你愿意的话，我们将列出引发你恐惧的事项，并根据每项活动的挑战性对其进行评估。然后，我们将系统地解决这个列表，从简单的开始，逐渐解决困难的。当你面对恐惧时，它们就会减少。不久你就会觉得在桥上更舒服，因为你的大脑知道桥其实没有那么危险。

请注意，泰德的行为治疗师并没有提到泰德的童年或无意识的冲突，他关注的是让泰德陷入困境的行为，以及改变这种行为使他变得更好。

认知疗法

第二波短期治疗兴起于20世纪60年代和70年代，强调思想驱动我们的情感和行动的力量。

这两位完全不同的人一般被认为是认知疗法之父：阿尔伯特·埃利斯是一个对抗性的、不同的精神病学家，精神病学家亚伦·贝克（Aaron Beck）则是一位热爱领结的终身学者。然而，不知何故，他们各自发展出了惊人的相似的疗法。

认知疗法的前提是，焦虑和抑郁等疾病是由我们思维驱动的。要理解我们的感受，就必须知道我们在想什么。如果我们遭受压倒性的焦虑，我们的思想可能充满了危险。

例如，当泰德看到一座桥并感到极度恐惧时，他的经验是：

桥 → 恐惧

从认知疗法的角度来看，缺少了一个至关重要的步骤：泰德对桥所代表的含义的解释：

桥 →"我会失去控制，从边上跳下去"→ 恐惧根据泰德的信念，他的恐惧是完全有道理的。这并不意味着他的想法是准确的，但如果我们知道他在想什么，就很容易理解他为什么会感到害怕。

当我们沮丧的时候，我们的想法往往是无望的。再强调一次，在认知疗法中，弄清我们的思想是如何导致我们情绪低落的很重要。例如，简（Jan）可能有这样的经历：

开车时被按喇叭 → 一整天感到很糟糕

真正让她情绪低落的不是被按喇叭，而是她告诉自己这意味着什么：

开车时被按喇叭 → "我做什么都不对" → 一整天感到很糟糕

同样，当我们知道想法是什么的时候，情感反应是有意义的。

我们的思想和感情是相辅相成的。认知疗法最重要的观点是，通过改变我们的思维方式，我们可以改变我们的感觉和行为。

让我们来看看认知治疗师会对泰德说些什么：

> 听起来是你高估了桥梁的危险性，你相信要么桥会塌，要么你会很害怕，你会做一些冲动的事情，比如把自己扔到一边。
>
> 我想和你们一起看看证据，我们可以找出桥梁是否像它看起来那样危险。我们将从研究中，从你们的经验中，从我们可

以一起做的实验中收集一些数据。例如，我们可以在一座桥上走，你会发现它很难，但是可以控制，然后看看你害怕的事情是否真的发生了。

你很有可能很快就会了解到桥梁是安全的，你冲动行事，做出糟糕事情是不对的。当你的大脑调整它对实际危险的估计时，你会在桥上感觉更舒服，可以忘掉你的恐惧。

认知行为疗法：一个不可避免的整合

当阅读泰德的行为和认知疗法描述时，你可能会认为它们听起来并没有那么不同。你是对的——我们的思想和行动是相互联系的，很难想象改变其中一个而不影响另一个。

行为疗法和认知疗法有着相同的目的，而且常常使用相似的工具。值得注意的是，随着贝克（Beck）和埃利斯（Ellis）各自将"行为"一词添加到他们的标志性疗法中，这些疗法的名称已经发生了变化，包括了认知和行为两个方面。甚至专业组织也加入了进来，因为前美国行为疗法协会现在是行为和认知疗法协会。

请注意，如果你患有严重的抑郁症，有伤害自己的想法，或经历其他主要的心理健康问题，打电话给心理学家、精神病学家，或其他心理健康专家。如果你遇到精神或医疗紧急情况，拨打911或去最近的急诊室。

总之，集成已经成为CBT的标准方法，这正是我们将在这本工作簿中采用的方法。我们将努力理解思想、感觉和行为之间的关系，这些元素的图表如下：

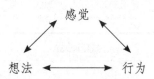

每个元素都会影响其他两个元素。例如，当我们感到焦虑时，我们往往会想到危险，想要避免我们害怕的事情。此外，当我们认为某事是危险的，我们害怕它（感觉），并想要避免它（行为）。查看下图，这是泰德和他的治疗师一起完成的。

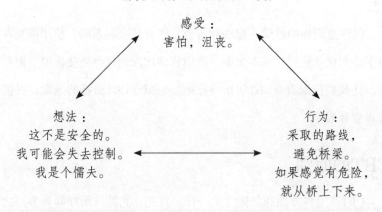

想想最近的一种情况，你有一种强烈的情绪，可能是焦虑或悲伤。请在下面的空白处简要描述情况。

_____

_____

_____

_____

用下面的图表，写下你的感受，你记得的想法，你做了什么。

我的感受

我的想法	我的所做

你注意到你的感受、想法和行为之间有什么联系吗？使用箭头在图中绘制这些连接。在本书中，我们将多次回到这种连接模型。但首先，让我们仔细看看CBT的指导原则，它赋予CBT独特的感觉，并使其非常有效。

CBT的原则

CBT在很多方面和其他疗法一样。首先，它涉及治疗师和客户之间的支持性关系。有效的CBT治疗师对他们的客户有积极的态度，并努力理解他们如何看待这个世界。与任何成功的治疗方法一样，认知行为疗法是一项深入人心的努力。同时，CBT有自己独特的方法。以下是定义CBT的一些主要原则。

CBT是有时间限制的

当治疗是开放式的，我们可以告诉自己总是可以在下周工作。然而，CBT的目的是在尽可能短的时间内提供最大的益处——通常在10到15个疗程，从而将人类的痛苦和成本降到最低，一个较短的疗程也能激励我们集中精力从治疗中获得最大的益处。

CBT是基于证据的

CBT治疗师依赖的技术已经在研究中得到了很好的验证。基于这些研究，治疗师可以估算出针对特定情况的治疗需要多长时间，以及一个人从中受益的可能性有多大。CBT治疗师还会在治疗过程中收集数据，看看哪些是有效的，哪些是无效的，这样他们就能做出相应的调整。

CBT是以目标为导向的

CBT就是朝着你的目标前进。你应该清楚地知道治疗是否达到了你的目标，以及你在这方面取得了多大的进步。

认知行为治疗是协作

我们很容易把CBT治疗师想成是那个"修复"的人，这一观点与我们寻求帮助的典型模式相吻合，例如，外科医生为你的膝盖做手术。但是CBT不能对一个人这样做，相反，治疗师是CBT方面的专家，客户对自己有专门的了解。CBT的成功需要将这些观点结合起来，根据客户的需求量身定制治疗方案。同样地,你和我将通过这本工作手册进行合作:我将提供CBT技术,你将根据你的目标定制它们。

CBT是有结构的

有了CBT,你应该对你的目标和如何达到目标有一个很好的想法。CBT首先设定明确的目标,然后设计一个类似路线图的治疗计划。一旦我们有了地图,就知道我们是否在朝着目标前进。CBT的结构建立在它自己的基础上,早期的课程为以后的课程打下基础。例如,在本课程的第3周,我们将讨论如何识别无用的想法,在第4周,我们将研究如何改变那些想法。

这是CBT吗?

CBT是许多特殊类型治疗的总称,一些功能强大的CBT程序没有"CBT"的名字。比如:

☐ 强迫症(OCD)的**暴露和反应预防**
☐ **长期暴露**于创伤后应激障碍(PTSD)
☐ 边缘型人格障碍的**辩证行为治疗**
☐ 恐慌症的**恐慌控制疗法**

每一种治疗方案都对CBT的基本成分进行了调整,以适应它所针对的情况。所以如果你在寻找CBT,要知道它可能不叫CBT。

另外,并不是所有的称为CBT的实际上就是CBT。如果你想找一位CBT治疗师,请确保他或她接受过这方面的专业培训。

CBT关注当下

与其他疗法相比，CBT花更多的时间处理现在发生的事情，而不是过去发生的事情。这并不是说CBT治疗师忽视了过去，或者把童年事件当作无关紧要的事情来对待。相反，重点是如何改变当前的想法和行为，尽快带来持久的解脱。

这是一种"挽起袖子"的治疗方法，强调正面处理明确定义的目标，治疗师和病人都积极参与这个过程。

药物治疗

许多人选择服药来治疗他们的焦虑和抑郁，不管有没有心理治疗。如百忧解（Prozac）和左洛复（Zoloft）是治疗抑郁症最常用的药物，也用于治疗焦虑。其他药物也常用于治疗焦虑，尤其是氯硝西泮制剂（Klonopin）等苯二氮卓类药物。

研究试验发现，一些药物实际上可以像CBT一样有效，至少只要服用了这些药物。有随访期的研究表明，CBT在预防复发方面效果更好。例如，霍伦（Hollon）和他的同事在2005年的一项研究中发现，使用CBT疗法与服用抗抑郁药物相比，抑郁症复发的风险降低了85%。

对精神疾病药物感兴趣的人应该咨询有丰富治疗经验的医生。

CBT是以技能为导向的

通过CBT，我们学会了管理我们正在处理的问题的技巧，我们自己实践它们，并在治疗结束时将它们随身携带。接受CBT的人经常会说："我开始意识到我的大脑对自己耍的把戏了，我现在可以测试我的想法是不是真的了，我越来越擅长依赖我的焦虑。"

认知行为疗法强调实践

在大多数情况下，治疗是一周一小时，这样每周就有167个小时的时间不用去看心理医生了。因此，一个人必须在此期间练习新技能，才能最大限度地从中受益。许多研究表明，在治疗期间做更多工作的人在认知行为治疗方面做得更好。

到目前为止，我们已经介绍了CBT的基础知识及其来源。在过去的几十年里，研究人员在临床试验中测试了CBT。让我们看看他们发现了什么。

CBT的效果如何？

数百项研究试验已经测试了CBT对一系列问题的有效性。幸运的是，我们不需要阅读所有的研究就能得出结论。研究人员可以将类似的研究合并成一个单一的研究，使用复杂的统计数据，即所谓的荟萃分析。

荟萃分析一致发现，CBT在治疗焦虑、抑郁和其他疾病方面有很强的效果。这些影响远远超出了我们仅仅从时间的流逝中所能预期的改善，因为它们是在包括等候名单控制条件在内的研究中发现的。例如，如果有60人参加了一项治疗研究，其中一半人将立即接受10周的治疗，而另一半人的治疗将推迟10周，研究小组然后可以比较两组在最初10周后的症状。

研究人员还研究了CBT是否真的有帮助，或者人们仅仅因为认为自己接受了有效的治疗而变得更好。为了回答这个问题，科学家们使用了一种药丸安慰剂——一种不含任何实际药物的药丸，它控制着一个人仅仅因为病人认为他们正在接受治疗而产生的任何改善预期。CBT疗法在许多情况下都远远优于口服安慰剂。

CBT与其他心理疗法相比如何？绝大多数为其有效性提供强有力支持的项目本质上都是CBT。例如，只有CBT在治疗恐慌症、成人注意缺陷多动障碍（ADHD）、恐惧症和强迫症方面有强大的研究支持。虽然其他类型的心理治疗也很有效，但有证据表明，CBT明显比结构松散、开放式的治疗更有效。CBT项目的部分证据基础是，与更自由的疗法相比，CBT项目更容易在研究中标准化和测试。

CBT项目非常直接，这一事实也使得它们非常适合从治疗办公室输出到自我导向治疗，比如这本工作手册和基于互联网的CBT。荟萃分析一致发现，自我导向的CBT可以减轻焦虑和抑郁症状。

虽然自我指导疗法本身是有效的，但研究也发现，一些人从"自我指导"中获益更多（专家的有限参与，无论是通过电话、邮件、电子邮件还是亲自参与）。由于这些原因，这本书被设计成单独使用或在专业人士的指导下使用。

在下一节中，我们将看看为什么CBT项目运行得这么好。在此之前，花点时间想想你曾经尝试过的改变，例如，也许你想多锻炼或学点新东西。

我想做的改变：

_____

_____

_____

现在写下（1）哪些进展顺利；（2）哪些不顺利；（3）你遇到的任何障碍：

_____

_____

_____

为什么CBT能起作用？

CBT是建立在一些关于思想、感受和行为之间联系的基本原则之上的，尽管CBT仅在几十年内被认为是一种治疗方法，但其所依据的原则并不是新的。例如，正如希腊哲学家爱比克泰德（Epictetus）在近2000年前所写的那样："人们不会被事物所困扰，而是受到他们对事物的看法的影响。"Aaron Beck和阿尔伯特·艾利斯（Albert Ellis）在他们的著作中说的基本相同。

那么CBT如何增加已经存在数百年或数千年的基本原则呢？

目标明确的运动

当我们感到焦虑或沮丧时，我们生活中的许多方面可能会感到失控，很难知道从哪里开始集中精力，CBT介绍结构让我们知道从哪里开始。CBT的典型会议将集中讨论一两个具体问题，而不是试图同时解决所有问题，在会议之间进行有针对性的练习使我们的努力更加集中。

实践效果

大多数时候，我们不是通过学习新事物而是通过对我们已经知道的事情采取行动来推动事物发展。了解CBT的原理至关重要，实践它们是推动其有效性的因素。它与锻炼计划相同：了解身体活动的益处是有帮助的，但我们只能从实际锻炼中受益。CBT是一个不断提醒我们的计划，以实现我们的目标。

打破循环

当我们极度焦虑或沮丧时，我们的思想、情感和行为往往会与我们作对，形成恶性循环。CBT帮助我们摆脱这种恶性循环。当我们训练更好的思维和更有益的行为时，我们的思想和行为会朝着积极的方向相辅相成。

获取技能

最后，专注于学习和练习CBT的新技能，确保治疗结束后我们能继续治疗。当我们面临新的挑战时，就拥有了一套处理它们的工具，所以CBT的好处远远超过了其他治疗方法。

在本章中，我们介绍了CBT的简史和基本原理以及它为什么有效。现在，花一些时间检查下，看看如何在你的生活中应用你所学到的东西。写下你的想法和感受，注意尽可能开放。在这里花一些时间，抵制跳过此步骤的冲动，然后跳到下一章。一旦你完成，我们将继续努力实现第二部分的7周计划。

_____

_____

_____

_____

Chapter Two
第二章｜了解焦虑和抑郁

在上一章中，我们回顾了CBT是如何和为什么发展的，以及CBT如何用于治疗焦虑和抑郁的基础知识。我们认为CBT是独一无二的，例如，CBT是高度结构化的，专注于实践关键技能。

在本章中，我们将详细介绍焦虑和抑郁是什么，以及它们如何破坏我们的生活。首先，让我们从认识焦虑开始吧。

梅尔的狗恐惧症

"这是什么，妈妈？"梅尔的女儿问道。她感到妈妈的手紧紧地握住自己的手，这个年轻女孩能感觉到有些不对劲。

"没关系，亲爱的，"梅尔试图轻松地回答道，"我们过马路就行了。"她没有告诉她四岁的女儿，她拼命想避开她在人行道上发现的狗。

自从被一条从院子里跑出来的大狗追赶后，梅尔就害怕狗会攻击她。虽然她没有受伤，但她确信如果当时主人没有叫住他的狗，她肯定会受伤。现在，当她看到一只狗时，她的心怦怦直跳，出了一身冷汗，如果可能的话，她会尽量避开。

CBT框架的所有元素都在这里。首先，梅尔认为狗非常危险，鉴于这种信念，每当她看到狗时，她都会感到恐惧并不奇怪。她经历：

看到狗 → 感到害怕

通过我们的CBT理解，我们可以添加干预思想：

看到狗 → "狗是危险的" → 感到害怕

其次，她避开了狗。通过避开它们，她从自己的恐惧中获得了一些缓解。从某种意义上说，她的回避是有效的，至少在短期内如此。不幸的是，它也使她更有可能在未来避开狗逃跑。通过避开狗，梅尔永远不会了解如果她接近狗会发生什么。因此，她的回避行为强化了她认为狗是危险的信念。

为了完成循环，她的恐惧影响她的行为，迫使她避开狗。她感到害怕也加强了她对狗是危险的信念——"为什么我会这么害怕它们呢？"

当梅尔来治疗她对狗的恐惧时，她陷入了思想、行为和情绪的恶性循环中，如我们之前看到的图表所示。

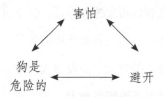

让我们看看CBT是如何帮助她挣脱束缚的。

想 法

在她的治疗师的帮助下，梅尔确定了她对狗及其所依据的信念。梅尔认为狗很可能会攻击她，她估计有25%的可能性。她的治疗师鼓励她回忆她曾经在狗身边的次数，以及她或其他人被袭击过的次数。梅尔意识到，在成千上万次遇到狗的情况下，她被追了一次。

"但是"她说，"它只需要一次。"梅尔和治疗师随后探究了被追逐时发生的事情。狗可能只是想和她一起玩，这也是狗的主人表达抱歉时说的，但是梅尔仍然想如果万一……

重要的是，仅仅改变她的想法并没有摆脱她的极度恐惧。她对狗的恐惧只略轻一点（你也许能够与这种经历联系起来，例如，大多数有飞行恐惧症的人都知道飞行是最安全的旅行方式）。但现在她愿意面对自己的恐惧，考虑到所涉及的风险似乎很低。

行 为

接下来，梅尔和她的治疗师列出了一张清单，列出了她可以在狗周围训练的方法，直到她再次感到舒适，这个过程称为暴露。他们提出了相当容易的方法——当一条狗从街道的另一边经过时留在人行道上以及那些更具挑战性的方式。假设主人允许，抚摸一只"可怕"的大狗，就像德国牧羊犬或罗特维勒犬。

前几次练习并不算太糟糕，梅尔很快就能在狗的附近轻松地经过了。正如埃德娜·福艾（Edna Foa）和其他心理学家所讨论的那样，梅尔不被狗袭击的直接经历对她认为狗是危险的有很大的影响。随着她变得不那么害怕，她可以更轻松地进行更大的挑战。现在，她的思想、行为和情感都在为她工作，而不是与她作对。

在治疗结束时，梅尔几乎无法相信她在几个疗程的治疗下取得了很大的进步，她为自己能够面对恐惧感到骄傲，她甚至通过养一条小狗让治疗师感到惊讶。通过和狗在一起，她意识到她爱它们。她对她不认识的狗仍然保持谨慎，但她不再害怕或躲避它们。

焦虑的面孔

焦虑可能是有用的。想想焦虑有助于我们承担责任的所有方式，没有焦虑，我们可能不会在早上起床。如果我对完成本书的截止日期没有一点担心，我可能正在看电视或上网。

在许多情况下，我们会认为如果一个人在第一次约会或面试期间看起来没有一点焦虑，就会很奇怪，我们可能会认为这个人对此事并不关心。

焦虑也保护我们免受危险，并促使我们保护我们关心的人——例如，让父母留意游泳池附近的孩子。简而言之，焦虑有助于我们生存，

数字焦虑

　　焦虑症是人们经历的最常见的精神疾病，人们有多大可能会产生一种主要的焦虑？

☐ **18%**的人会有**特定的恐惧症**。

☐ **13%**的人患有**社交焦虑障碍**。

☐ **9%**的人患有**广泛性焦虑症**。

☐ **7%**的人患有**恐慌症**。

☐ **4%**的人会患有**广场恐惧症**。

　　女性患焦虑症的可能性比男性高70%。

　　特定恐惧症的性别差异最大，社交焦虑障碍的性别差异最小。

提高生产力，并将我们的基因传给下一代。

　　那么什么时候焦虑是一种混乱？美国的心理健康专业人员通常使用美国《精神障碍诊断与统计手册（第五版）》（缩写为DSM-5）来确定何时需要进行精神病诊断。DSM-5指出，在下列情况下可能存在焦虑症：

　　● 与实际危险相比，焦虑被夸大了。当我们发现一只黑寡妇蜘蛛时非常害怕，这比害怕家蝇的恐惧强多了。

　　● 在某些情况下，焦虑始终出现，持续数周或数月。在任何可能的诊断之前，焦虑会持续一定的时间长度。例如，恐慌症的症状必须持续至少一个月才能被诊断，而广泛性焦虑症的症状必须存在至少六个月。

- 这个人对焦虑感到非常不安，而不是耸耸肩然后继续前行。
- 焦虑妨碍了一个人的正常活动。例如，梅尔对狗的恐惧和避让使她很难在家外面做常规活动。

现在，根据DSM-5，让我们回顾一下成人所经历的主要焦虑类型。

特定的恐惧症

特定的恐惧症涉及过度焦虑和对特定对象或场景的强烈、非理性恐惧。人们几乎对任何事情都有恐惧，从蜘蛛到打针到恐怖面具。DSM-5指出，某些恐惧更为平常，包括动物，某些"自然环境"，如高空和风暴，以及飞行或乘坐电梯等情况。有时糟糕的经历导致了恐惧（就像梅尔对狗的恐惧一样），但很多时候我们可以找出原因。如果你处理了特定的恐惧症，就会知道它有多么令人沮丧，也知道你有多强烈的动力来避免你害怕的事情。

社交焦虑障碍

社交焦虑障碍涉及对社交场景的强烈恐惧，虽然它可能看起来像社交场合的特定恐惧症，但它在一些方面与恐惧症不同。首先，人们担心的最终是尴尬。这似乎是残酷的，往往恐惧的是"我会看起来焦虑"，这只会导致更多的焦虑。

此外，对于恐惧症，我们通常知道我们害怕发生的事情是否发生了。例如，我们知道我们是从高处坠落还是电梯卡住了。另一方面，社交焦虑障碍涉及其他人的想法："他们认为我听起来很愚蠢吗？""我让他感到尴尬吗？""他们觉得无聊吗？"即使人们对我们说好话——"你今天的演讲做得很好"——我们可能不相信他们。我们可能认为我们的表现非常糟糕，即使没有发生任何明显不好的事情。

恐慌症

患有恐慌症的人常常会突然感到一阵恐惧，看来似乎莫名其妙地出现，发作明显而突然。尽管不愉快，恐慌发作本身并不是一种疾病，只有大约六分之一的恐慌发作者实际上有恐慌症。攻击必须反复发生并且出乎意料，一个人要么担心有更多的攻击，要么改变他们的行为。例如，避免在一天的特定时间开车。想要避开可能发生恐慌的地方的冲动是如此强烈，以至于导致了一种叫作广场恐惧症的症状。

广场恐惧症

虽然它听起来像是一种特定的恐惧症，但广场恐惧症实际上是避免我们认为对恐慌而言非常糟糕的地方（或者做一些令人尴尬的事情，如无法控制的腹泻）。根据DSM-5，每个患有广场恐惧症的人可能会避开诸如公共交通、桥梁、电影院、杂货店的线路，或者只是在没有发生什么事情时可以和同伴外出走动。在某些情况下，焦虑和回避是如此强烈，以至于一个人很长时间不会走出家门，有时甚至是好几年。

恐慌的影响

　　惊恐发作不是微妙的，它就像一个警报响起，引起了我们的注意。在恐慌期间，身体的交感神经系统发出"战斗或逃跑"的反应，释放出像肾上腺素这样的化学物质，让我们做好应对危险的准备。以下是惊恐专家米歇尔·克拉斯科（Michelle Craske）和大卫·巴洛（David Barlow）的工作手册中的这种"战斗或逃跑"警报的常见影响：

☐ 心跳更快更强。

☐ 我们呼吸越来越快，可能导致头晕等奇怪的感觉。它也可能导致虚幻化，有些人形容为现实是"弯曲"的感觉，或者是人格解体，这种感觉与你的身体无关。

☐ 我们出汗更多，这可以激发自我意识。

☐ 我们的消化系统受到影响，可能会导致恶心或腹泻。

☐ 肌肉紧张，准备行动，可能会导致颤抖。

☐ 我们可能有压倒性的欲望摆脱我们所处的境地。

☐ 当闹钟响起时，我们会尝试找出问题所在。如果没有明显的解释，正如克拉斯科和巴洛所指出的那样，精神可能会认为内在有问题——我有紧急医疗情况，如心脏病发作或中风，或者即将"失去控制"。恐惧只会加剧警报信号。

☐ 一旦攻击结束，我们可能会因恐慌的压力和紧张感到筋疲力尽。随着副交感神经系统（使我们平静下来）的活动增加，我们可能会哭。

广泛性焦虑症（GAD）

持续和普遍的担忧是广泛性焦虑症的标志，除了过度和难以控制的担忧之外，诸如睡眠障碍、注意力不集中以及一直感到疲倦等问题都是GAD的一部分。虽然恐慌代表着直接危险的威胁，但是GAD处于相反的一端。焦虑散布在多个领域（因此被"产生"）并且经历了对各种各样的"如果万一"问题的恐惧，一旦一个担忧得到解决，另一个担忧就取而代之。

你是否患有特殊形式的焦虑？如果有的话，以下检查表可能有助于你了解你可能有什么样的焦虑。

焦虑清单

在描述您的语句旁边做一个标记。

类别A

☐ 某种情况或事物（例如，高空、流血、蛇、坐飞机）几乎总是让我产生巨大的恐惧。

☐ 如果可能的话，我会避开我害怕的情况或事情。

☐ 当我无法避免我害怕的情况或事情时，我感到非常不舒服。

☐ 考虑到实际的危险，我的恐惧可能比想象的更强烈。

☐ 至少几个月我都有这种强烈的恐惧感。

类别B

☐ 我经历过不止一次突如其来的强烈恐惧。

☐ 在这段时间里，我的心狂跳不止，出汗、恶心、浑身发抖。

☐ 在这段时间里，我感到呼吸短促、身体发冷或发烫、头晕、虚脱。

☐ 我试图避免任何可能引发另一种强烈恐惧的事情。

类别C

☐ 我一般对使用公共交通或在停车场等开放空间感到非常焦虑。

☐ 当我在封闭的地方时，我一般会感到焦虑不安（例如在电影院、在人群中排队等候，或独自出门）。

☐ 我担心如果遇到惊恐发作或其他危机，我可能很难逃避这些情况。

☐ 当我可以的时候，我会避开这些情况，或试图让我信任的人和我一起去。

☐ 我感到的恐惧可能大于这些情况下的实际危险。

☐ 我害怕这些情况至少有几个月了。

类别D

- ☐ 在我认为自己可能受到审判或批评的情况下，我感到非常焦虑。例如公开演讲，结识新朋友或在公共场合吃饭。
- ☐ 我担心我会被其他人公开羞辱或拒绝。
- ☐ 我尽量避免社交场合。
- ☐ 如果我无法避免社交情况，我会感到非常不舒服。
- ☐ 鉴于实际威胁，我的社交恐惧可能过度。
- ☐ 至少在几个月内，我对社交场所产生了强烈的焦虑。

类别E

- ☐ 大多数时候，我对很多事情都过于担心。
- ☐ 一旦开始我就很难停止担心。
- ☐ 过多担心时，我会感到紧张、烦躁不安或容易疲惫。
- ☐ 担忧会使我更难集中注意力，或扰乱我的睡眠。
- ☐ 我已经成为一个"忧虑者"至少六个月了，也许是我成年后的大部分时间。

您的症状是否集中于一个或多个特定类别？ 类别是：

- ☐ **A：**特定恐惧症
- ☐ **B：**恐慌症
- ☐ **C：**广场恐惧症
- ☐ **D：**社交焦虑障碍
- ☐ **E：**广泛性焦虑症

应对抑郁

"重点是什么？"当他的闹钟再次响起时，比尔（Bill）自言自语。他意识到如果他准时上班，他绝对不应该再打瞌睡。但他只想要关掉闹钟，告诉他的老板他感觉不舒服，想整天待在床上。

随着一声沉重的叹息，他摆动着双腿，坐在地板上，双手抱着头，试图鼓起勇气站起来。

当他走向浴室时，比尔觉得他正在穿过泥淖。他过去常常喜欢早晨淋浴，现在他只能走进去洗漱。早餐时，他设法喝了一小杯橙汁；他看着柜子里的麦片盒子，关上了门。

他不敢坐着，因为他知道起来有多难。此外，当他从坐着到站立时，他的腿仍然疼。三个月前，比尔在跑步时摔断了右胫骨。多年来，他每周会和朋友一起跑几次，享受户外和友情，现在他在康复期间只能在健身房骑固定自行车。

当他开车上班，每次踩刹车时他的腿都会感到疼痛，他诅咒自己因为愚蠢而摔断了腿。他的思绪转到别的事情去了，他觉得自己搞砸了——他错过了最后一个可能在高中篮球锦标赛中打成平局的射门，他去年在工作中得到的那份缺乏热情的业绩报告，甚至他七年级在外面过夜弄湿床单的经历，这一切看起来都很可悲。他在停车的时候叹了口气，又要开始一天的辛苦工作了。

数字引起的抑郁

☐ 据世界卫生组织称，抑郁是**导致残疾的首要原因**。

☐ 全世界约有**3.5亿人**感到沮丧。

☐ **在美国，有多达25%的人**在其一生中会经历严重的沮丧。

☐ 与焦虑症一样，**女性**患抑郁症的**风险比男性高70%**。

☐ **年轻一代**比他们的长辈更容易患抑郁症。

比尔得了抑郁症，这始于他的伤病，对躯体的伤害导致他失去了许多他喜欢的东西：克服艰难的跑步，与好朋友一起的时间，在外面的时光，他突然失去了许多使他感觉良好的事情。随着他的情绪下降，他开始相信自己的缺点："可悲"和"毫无价值"。

CBT可以通过多种方式打断比尔所处的慌乱，其中最重要的一种方式是找到替代现在缺失的快乐和成就来源的方法。在CBT中，比尔还将仔细研究他告诉自己的内容，并且他会看到他的想法是否有意义。他真的很可怜吗？摔断自己的腿意味着他愚蠢吗？比尔所经历的损失对任何人而言都会造成负面影响，但这并不意味着他必须保持沮丧。

抑郁症的一般类型

抑郁症有很多种形式，有时我们甚至没有意识到，当条件与我们的想法不同时，我们会感到沮丧。DSM-5将广泛的抑郁症分为几种特定的类型，我们来看看一些子类型。

重度抑郁症

抑郁症最常见的形式是严重的抑郁症，当我们说某人患有"临床抑郁"或"严重抑郁症"时，通常就是这个意思。一个人或许在一天中的大部分时间都感到沮丧，或许至少在两周内对几乎所有活动失去兴趣。一个人可能会感到沮丧，但并没有真的感到"情绪低落"，抑郁的平均发作时间约为四个月。

在相同的两周内，患有抑郁症的人会有其他症状，例如睡眠失调，饮食不规律，感到疲惫，并且难以集中精力或做出决定。

当我们感到沮丧时，我们也倾向于自我感觉不好，无论是过分内疚还是完全无价值，抑郁是自杀想法甚至自杀倾向的强烈危险因素。患有严重抑郁症的人可能会感觉自己处于精神痛苦中，并且很难从事正常活动。

因为抑郁症有九种症状，其中有五种症状是诊断重度抑郁症所必需的，所以这种情况在不同的人身上可能会有很大的不同。

持续性抑郁症

即使没有治疗，严重抑郁症也会逐渐消退。根据DSM-5，在开始后的一年内，大约80%的人将开始恢复，其他人则经历一种称为持续性抑郁症的慢性抑郁症。与名字相符的是，一个人必须在至少两年的大部分时间里感到抑郁才能得到这个诊断。他们还会有至少两种其他抑郁症状，因此病情可能比重度抑郁症（需要五种症状）更温和。正如DSM-5明确指出的那样，这并不是说持续性抑郁症是抑郁症的轻度形式，它的负面影响可能与重度抑郁症的影响一样大。

经前焦虑症

最新的DSM中增加了一项有争议的诊断：经前焦虑症或PMDD，这种类型的抑郁症发生在女性月经期的前半段。与一些对该诊断的批评相反，它与经前综合征（PMS）不是一回事。PMDD对PMS来说，就像当自己喜爱的球队输掉比赛时，主要的抑郁症状就是感到"沮丧"。

除了重度抑郁症的一些症状外，PMDD还包括诸如易变的情绪波动、烦躁、焦虑、感觉不堪重负以及与经前期相关的身体症状，如乳房胀痛和臃肿。在大多数月经周期中，女性必须有这些症状才能进行PMDD诊断。在一年中，有1%～2%的月经期女性会经历PMDD。

抑郁症的特征码

更复杂的是，每种类型的抑郁症都可以有几个"特征码"中的一个或多个标签告诉我们更多关于抑郁症的性质。以下是一些标签：

单次发作与复发性发作。有些人只有一次抑郁发作，而另一些人康复后还会出现这种情况。

轻度/中度/严重。抑郁症的范围从可控制到完全衰弱，类型包括：

● **轻度**：一个人几乎不符合抑郁症的标准，能够应对这种情况，这仅占十分之一的重度抑郁症。

● **中度**：主要的抑郁症在大约五分之二的情况下被归类为中度，根据定义，它们介于轻度和严重之间。

● **严重**：大多数抑郁症状存在，患者很痛苦并且无法正常生活；抑郁症患者被归为重度的比例最高，约占50％。

伴随着焦虑的痛苦。看起来焦虑和抑郁似乎是相反的两面：焦虑

抑郁的物理表现

抑郁症被认为是一种全身疾病，抑郁症的身体表现包括：

□ **食欲改变**：抑郁的人通常会失去食欲，这通常是因为食物的味道并不好。有些人的胃口会增加，可能会增加体重。

□ **睡眠困难**：睡眠可以向任何一个方向改变。尽管筋疲力尽，一些抑郁症患者仍有可怕的失眠症；另一部分人是每天睡12个小时，却仍然想要更多的睡眠。

□ **身体上的躁动**：当一个人沮丧时，他可能会很难坐在那里，并且可能会在内心的不安情绪的驱使下不断地烦躁。

□ **放慢速度**：一些抑郁的人可能会慢慢移动或说话，以至于其他人可能会注意到这一点。

□ **慢性愈合**：多项研究表明，当我们沮丧时，我们愈合得更慢。例如，如果我们沮丧，慢性伤口愈合得更慢，抑郁症患者从冠状动脉搭桥手术中恢复得更慢。

□ **因身体疾病而死亡的风险更大**：例如，在患有冠心病的患者中，抑郁症使死亡的风险增加一倍。

很明显，严重的抑郁症不仅仅是在一个人的头脑中。

是一种高能量状态，抑郁是一种低能量状态。然而，严重抑郁症与各种焦虑症诊断显著相关，这意味着如果我们感到抑郁，就更容易焦虑，反之亦然。DSM-5包括一类抑郁症，即"焦虑不安"，意思是一个人至少有两种焦虑或恐惧的症状，例如，感觉异常不安、担心会干扰注意力或担心会发生可怕的事情。

即使我们感到沮丧，当一件好事发生时，我们也会感觉好极了，比如我们完成了一个重要的项目，或者我们与亲人共度时光。在严重抑郁期间，即使是一个人最喜欢的活动，也可能在一切事物中完全失去快乐。患有这种抑郁症的人可能具有"抑郁的特征"，其中包括早晨情绪恶化，早醒至少2小时，以及持续的食欲不振。

具有非典型特征。与抑郁特征相反，非典型特征包括在好事发生时有积极的反应。此外，一个人的食欲会增加（并且可能会增加体重）和过度睡眠，以及其他症状。

围产期发病。毫无疑问，你听说过女性在分娩后经历"产后抑郁症"。DSM-5指出，大约有一半的时间，这种形式的抑郁症实际上是在婴儿出生前开始的。所以这个时期的抑郁症被称为"围产期"或"分娩前后"抑郁症，而不仅仅是分娩后抑郁症。围产期发作的抑郁症包括严重的焦虑症，3%～6%的母亲会因围产期发作而患抑郁症。

季节性模式。有时抑郁症随着季节而变化，大多数情况下秋季和冬季情绪较差，因为日子会变短，春天情绪会有所改善。例如，这种模式在年轻人和高纬度地区尤为常见，例如波士顿与北卡罗来纳州。

如果您认为自己可能会抑郁，请完成以下评分，看看您正在经历的抑郁症状。

抑郁量表

在过去的两周里，你有多少次被以下问题困扰？圈出每一项与您的反应相匹配的数字。

	一点也不	几天	超过一般的时间	几乎每一天
1. 在做事情的时候很少有兴趣或乐趣	0	1	2	3
2. 感到失望、沮丧或绝望	0	1	2	3
3. 无法入睡或或睡眠太多	0	1	2	3
4. 感到疲倦或没有精力	0	1	2	3
5. 食欲不振或暴饮暴食	0	1	2	3
6. 自我感觉不好，觉得自己让人失望	0	1	2	3
7. 注意力不集中，如看报或看电视	0	1	2	3
8. 动作或说话太慢引起注意；或者恰恰相反	0	1	2	3

把每一栏加起来并写出总分 _____ + _____ + _____ + _____

= 总分：_____

根据总分评估抑郁程度：

0~4　　最小

5~9　　温和

10~14　中度

15~19　中度至重度

20~27　重度

抑郁会让你很难专注简单的任务，更不用说工作簿了。如果你患有轻微到中度的抑郁症，除了使用本书，还可以寻求专业人士的帮助。

在这一章中，我们讨论了许多我们可以体验到焦虑的方法：恐惧症中的特殊恐惧，恐慌症的恐惧，恐惧症的回避。我们还讨论了各种形式的抑郁症，包括最常见的重度抑郁症。

好消息是，无论焦虑和抑郁表现如何，一套核心的CBT技术可以帮助控制它们。控制焦虑和抑郁的第一步是要有明确的目标，这将是下一章的主题。

现在，花点时间写下你对这一章的任何感受。你能认同哪种类型的焦虑或抑郁？写下你在这一点上的任何其他想法或感受。在下一部分的第1周，你将为这个项目确定你的目标。

Part Two
第二部分

7周认知行为疗法

　　这本书的其余部分是围绕着一个7周计划来组织的，这个计划是建立在每周的基础上的。首先，我们要制定一个切实可行的治疗方案；其次，我们将重点介绍CBT的应用技巧。

　　有时候，当我们开始一个新项目的时候，很容易跳过某些部分，尤其是当我们认为我们已经知道什么对我们有用，什么对我们没用的时候，不要屈服于这种诱惑。

　　我鼓励你做完整的计划，包括每个写作练习。以多种方式与以下材料互动——阅读、思考、写作会给你更多的机会去发展和遵循对你最有益处的计划。你也不必担心，当你读到最后的时候，就会发现有所收获，同时也知道你做了所有的事。

Week One
第 1 周 | 设定目标并开始行动

　　在前一章中，我们考察了人们通常经历的焦虑和抑郁类型。虽然有一个诊断这些疾病和了解症状的系统是有帮助的，但没有两种抑郁或焦虑的经历是一样的。即使有相同症状的人，也会由于他们独特的历史、性格和生活状况，以不同的方式经历这些症状。

　　因此，我们不能把认知行为疗法从架子上拿下来然后说：给你。我们必须了解你的具体情况，以及焦虑和抑郁在你生活中的位置。一旦我们对挑战有了一个清晰的认识，就能弄清楚你想做什么改变。换句话说，我们必须知道你的目标是什么，这一章是关于确定你项目计划的目标。

　　"它来了。"菲尔（Phil）对自己说，意识到过去秋天那种熟悉的感觉——不安、低能量、回避。他已经开始每周一两次不参加晨练，他的收件箱里也没有收到朋友们发来的电子邮件。

　　今天早上，他的妻子米歇尔（Michelle）在吃早餐时说："也许你应该找个人看看。"他知道她的意思——去看心理医生，他过去一直不愿寻求专业帮助。

第二天，菲尔和一个好朋友聊天，朋友的妻子是心理学家。他的朋友向他推荐了一个和自己妻子一起读研究生的人，这个人专门研究认知行为疗法。菲尔打电话给心理学家，约了个时间见面。

在他们的第一次会面中，惠特曼（Whitman）博士与菲尔谈论了是什么让他接受治疗，菲尔告诉他是季节性情绪低落和焦虑。他们讨论菲尔的生活：他的家庭关系、工作、朋友以及其他事情。当惠特曼博士问他的目标是什么时，菲尔说："我想在这个秋天和冬天感觉好一些。"

惠特曼博士和菲尔一起研究"感觉更好"是什么样子，他的生活会有什么不同？他会做更多的事情吗？菲尔想了想，提出了一些具体的目标。

惠特曼博士简要介绍了这种治疗方法，以及它如何帮助菲尔实现他的目标。他强调，菲尔已经做了很多工作，通过寻求帮助和明确他想要改变什么。菲尔离开会议时，会带着一些表格和说明，来说明他每天是如何度过的。

那天晚上吃晚饭的时候，菲尔和米歇尔谈到了这次会议，菲尔很乐观地认为这项工作将会有所帮助。作为家庭作业的一部分，他和米歇尔一起回顾他的目标，菲尔从米歇尔那里得到了一些他想要为之努力的更具体的信息。

你为何会来这里

当我在临床实践中第一次见到某人时，我首先会问他们接受治疗的原因。我也鼓励你们回答这个问题，是什么迫使你拿起这本书的？你处理这些问题多久了？它们存在多久了？为什么是现在？是什么让你决定是时候采取行动了？你可以在这里作简短说明，我们将在本章后面详细讨论。

_____

_____

_____

_____

你的优势

无论我们在与什么作斗争，我们不仅仅是在挣扎，我们还有让我们继续前进的优势，它们能让我们完成新的挑战。请花点时间考虑一下你自己的优势，你擅长什么？了解你的人最欣赏你什么？把你的答案写在下面的空白处。如果你想不出答案，可以考虑问问关心你的人，他们认为你的优点是什么。

_____

_____

_____

_____

评估状况

我想让你思考你的生活是如何进行的，包括焦虑和抑郁可能影响事情的方式。作为一名心理治疗师，我选择了六个常规评估的领域。

我们将依次考虑这些领域。慢慢来，本周你要做的工作和你在这个项目中要做的任何事情一样重要。

人际关系

人际关系对我们的幸福感有很大的影响，无论是好是坏。例如，不幸福的婚姻是生活满意度低的一个重要因素，甚至与自杀有关。另外，在我们生活中最困难的时候，即使是一段支持性的关系也能让我们在被压垮和坚强地走出来之间产生差别，我们将分别考虑家庭和朋友关系。

家庭。菲尔和他的妻子关系很好，虽然他发现当他沮丧的时候，他不像现在这样，而且更容易对她发脾气。他也没有精力和她一起做有趣的事情，比如出去吃饭，周末出去玩，甚至是亲密接触，他意识到他们的关系中缺少了某种"火花"。

想想你的家庭关系进展如何，包括你的原生家庭（父母、兄弟姐妹），如果可以的话，还有你成年后组建的家庭（伴侣、孩子、姻亲等）。

考虑以下问题：你们的关系进展如何？你在哪里挣扎？你的家庭有什么大的压力吗？是否有家庭成员正在经历一段艰难的时期，并可能影响到整个家庭的活力？

是否有你失去的家人，因为死亡或者其他原因离开了你的生活？尽管你爱你的家人，但你是否渴望更多的独处时间？

你也可以思考你的家庭关系如何影响你的焦虑或抑郁，或者你的焦虑或抑郁对你的家庭有什么影响？把你的想法记录下来。

_____

_____

_____

　　朋友。总的来说，菲尔对他的友谊很满意。然而，他的许多好朋友现在都有了孩子，变得越来越难找了。他想念过去的日子，每到秋天，菲尔和他的朋友在一起的时间就更少了。每年春天，他都会为自己没有与朋友联系找借口。他的朋友邀请他出去的次数变少了，因为他们认为他会拒绝。

　　人们需要多少朋友各不相同——一些人满足于拥有一两个亲密的朋友，而另一些人则需要一个大的社交网络。

　　你有一个强大的朋友圈吗？你有足够的时间和你的朋友在一起吗？例如，你的朋友搬走了吗？你们的关系因为其他原因改变了吗？你的焦虑和抑郁对你的友谊有影响吗？把你的想法记录下来。

_____

_____

_____

教育和职业

　　菲尔的工作包括为一家金融公司提供支持，这不是很有挑战性，而且薪水也不错，他视工作为"必要之恶"。他喜欢一些同事，但在大多数情况下，他的工作经历是中性或消极的。自从他情绪低落以来，他知道他的工作效率一直不高。他回复电话和电子邮件的速度较慢，而且经常打电话请病假。

人们的基本需求

思考我们的目标的一种方法是问我们的心理需求有多少得到满足。无数的研究表明，人类需要三样东西：

☐ **自主性**：在不被他人过度控制的情况下，自己决定做什么的能力。
☐ **关联性**：与他人建立有意义且令人满意的联系。
☐ **能力**：感觉自己擅长所做的事情，并且能够发挥自己的才能。

这些需求得到更好的满足，我们就会体验到更多的生活满足感。例如，对心理需求的高满意度与较低的羞耻感、抑郁和孤独感有关。重要的是，当目标与我们的基本心理需求相一致时，实现目标对我们来说意味着更多。

在你的工作生活中，无论你是在外工作还是你的主要工作是照顾你的孩子，你生活得怎么样？当然，抑郁和焦虑会影响我们与工作的关系，所以当你感觉良好时，试着考虑一下你的工作。你热爱你的工作吗？发现它有意义吗？你喜欢你的同事吗？你是不是经常觉得自己没有足够的时间把每件事都做好？你是否为工作和家庭的需要而挣扎？或者你在工作中感到无聊？你是否觉得自己的能力没有得到充分利用？或者最糟糕的是，你是否感到无聊和过度劳累？

把你的想法写在下面，包括焦虑和抑郁对你职业生涯的影响。例如，我们可能更难集中精力做决定，或者我们可能会避免让我们焦虑的工作环境（比如公开演讲）。我们甚至可能选择一种职业来减少我们的焦虑，还包括任何重大的财务问题。

_____

_____

_____

_____

信仰、意义和扩展

当菲尔年轻的时候，他觉得生活是有目标的。他希望在自己的职业生涯中做一些重要的事情，为他人的幸福做出有意义的贡献。虽然他从来没有正式的宗教信仰，但他认为自己是一个相互联系的人性网络的一部分。

然而，最近，菲尔觉得自己与他人的联系越来越少，他怀念与他人团结一致的感觉。随着焦虑和抑郁的加剧，他感到与他人隔绝，很难与外界联系。

是什么让你有目标感？一般来说，我们通过与比我们自身更大的事物的联系来找到目标和意义，我们中的许多人通过加入宗教团体找到了这种联系。也许我们受到了神圣经文的启发，也受到了对一个关心我们、与我们交流的神的信仰的启发。

有时，我们很难找到一种身份感和使命感。也许我们已经摆脱了我们年轻时的宗教信仰，或者遭受了巨大的失望，这让我们对自己的信仰感到非常怀疑。

花些时间去思考你内心深处的意义和目的，是什么触动了你？你的激情是什么？你的生活中是否经历了足够多的美丽？你是否清楚什么对你来说是最重要的？

_____

_____

_____

_____

改变没有什么魔力，这是一项艰苦的工作。

如果客户不代表他们自己行事，什么也不会发生。

——杰拉德·伊根博士

身体健康

惠特曼博士问了菲尔几个问题，关于他的总体健康状况、他的饮食习惯、他进行了多少体育活动，以及他是否经常饮酒。菲尔把他的身体状态和他的精神状态联系起来。当他坚持锻炼时，他会感到精神敏锐，更加乐观。当他喝得太多或睡眠不足时，他的情绪就会受到影响。他还注意到，焦虑和沮丧的情绪会促使他做出让自己感觉更糟的行为。

人们比以往任何时候都更加认识到心灵和身体的相互依赖，心灵影响着身体，反之亦然，花点时间想想你的身体健康。

一般健康。你是否有慢性健康问题，如高血压或糖尿病？你担心你的身体健康吗？你和身体的关系如何？

_____

_____

_____

_____

体力活动。 你是否有规律地进行你喜欢的体育运动，还是运动感觉像是一项令人不快的杂务？有没有你喜欢的运动形式，比如跳舞或者和朋友一起散步，但你一点也不觉得是在"锻炼"呢？

_____

_____

_____

_____

毒品和酒精。 酒精或其他能改变情绪的物质在你的生活中扮演什么角色？你有吸毒或酗酒的问题吗？有没有人告诉你吸毒或者酗酒的过程很难受，或者叫你不要沾染毒品或酒精？

_____

_____

_____

_____

食物。 考虑任何与食物有关的问题。你经常吃东西是出于无聊还是为了改变心情？你是否曾经因为对食物不感兴趣或者害怕"变胖"

而挣扎着吃饱？

_____

_____

_____

_____

睡眠。睡眠不好使一切都变得更加困难。你睡得怎么样？太多？太少？入睡或保持睡眠状态有问题吗？你经常在闹钟响之前很长时间就醒了，无法再次入睡吗？考虑其他可能影响睡眠的因素——孩子、宠物、邻居、打鼾的伴侣、高强度的工作安排，等等。

_____

_____

_____

_____

娱乐和放松

当菲尔感觉良好时，他喜欢在空闲时间做很多事情：读书、参加体育赛事、骑山地自行车，和他的狗玩。在过去的冬天，他已经放弃了很多活动，花了很多时间来阅读"listicles"（条列式文章）或者在YouTube上看视频——这些他都不在意的事情。

他和惠特曼博士谈论他最想念的事情，他感觉被困住了：一方面，他想回到他最喜欢的活动上。另一方面，很难找到能量和动力。

我们都需要时间来放松自己。许多事情会挤掉我们享受乐趣和"充电"的时间：一份高要求的工作、一份勉强糊口的工作、健康问题、养育孩子的工作——更不用说焦虑和抑郁了。

你空闲时间喜欢做什么？你是经常"在线"，还是有时间可以放松？你还有什么想做的吗？想想上次你感到放松的时候，你在做什么？你有某些爱好和消遣吗？或者你的爱好感觉像是第二份工作而不是休息？你是否像菲尔一样，把你的空闲时间浪费在不能带来真正快乐的事情上。

焦虑和抑郁会影响你对爱好和娱乐的享受和参与吗？

_____

_____

_____

_____

家庭责任

"我会搞定的。"菲尔对米歇尔说，他几个星期来一直对她说他要整理车库。最近他们不得不把车停在车道上，因为车库太乱了。他感觉很糟糕，但他没有精力或动力去做。

我们每个人在家里都有责任，包括清洁、购买和准备食物、支付账单、修剪草坪和倒垃圾。你能处理好你的日常事务吗？你和你的伴侣或室友在家务分配上有什么问题吗？写下一些相关的问题。

_____

_____

_____

_____

如果上面的分类中没有包含任何其他重要问题，请将它们写在这里。

_____

_____

_____

_____

回　顾

在这一点上，花些时间仔细阅读你为每个生活领域写的东西。当你阅读每一部分时，你感觉如何？快乐吗？不知所措吗？焦虑吗？感激吗？在每个区域最重要的部分下画线。我们稍后再回到这些段落。

你的目标是什么？

现在我们可以开始定义你的具体目标了。在这七个星期之后，你希望你的生活有何不同？例如，菲尔列出了以下清单。

1. 不感到那么焦虑和沮丧了。
2. 坚持不懈地工作。

3. 定期锻炼。

4. 花更多的时间和朋友在一起。

5. 有精力和兴趣成为我想成为的人。

使用你画线的部分来指导你自己的目标发展，除了你想要的感觉，想想你想让你的生活与众不同的其他方式，包括你想要做的具体活动。

记住，这些目标是你自己的，而不是你认为别人想要的，它们必须是你珍视的东西。没有"正确"的目标数量，但是在3~6个目标之间的某个地方通常是有效的。把你的目标写在本书末尾的笔记部分，或者另一张纸上。

记录下你的时间

为下周做准备，我们需要仔细记录下你是如何度过每一天的。在本章的最后，你会发现日常活动的表格。在下面的页面上是一个已完成的表单示例，每排间隔一小时。在"活动"列中，简单地写下那段时间你做了什么，要保持简短。很明显，我们的一天并没有被整齐地划分为一小时区间，所以尽你最大的努力吧。

你还要记录下你有多喜欢每一项活动，以及它对你有多重要。记住，享受和重要性评分是你一个人的事情，没有人能决定你喜欢什么和发现什么是重要的。

最后，你要给你每天的整体情绪打分，分值从0~10，0代表非常糟糕，10代表非常好。

计划在你做活动的当天填好表格，无论是在一天的最后还是一整天。如果你等到第二天或更晚，你会忘记重要的信息。

日常活动

今天的日期：_____

时间	活动	享受程度 （0~10）	重要性 （0~10）
8：00—9：00上午	睡觉	—	8
9：00—10：00上午	在床上躺着	2	0
10：00—11：00上午	在床上躺着	2	0
11：00—12：00上午	与米歇尔吃早餐	5	7
12：00—1：00下午	在线阅读	2	0
1：00—2：00下午	看高尔夫球	4	3
2：00—3：00下午	看高尔夫球	4	3

日常活动

今天的日期：＿＿＿＿＿＿

时间	活动	享受程度（0~10）	重要性（0~10）
5：00—6：00 上午			
6：00—7：00 上午			
7：00—8：00 上午			
8：00—9：00 上午			
9：00—10：00 上午			
10：00—11：00 上午			
11：00—12：00 上午			
12：00—1：00 下午			
1：00—2：00 下午			
2：00—3：00 下午			
3：00—4：00 下午			
4：00—5：00 下午			
5：00—6：00 下午			
6：00—7：00 下午			
7：00—8：00 下午			
8：00—9：00 下午			
9：00—10：00 下午			
10：00—11：00 下午			

时间	活动	享受程度 （0~10）	重要性 （0~10）
11：00—12：00下午			
12：00—1：00上午			
1：00—2：00上午			
2：00—3：00上午			
3：00—4：00上午			
4：00—5：00上午			

我今天（0~10）的情绪评级是：＿＿＿＿＿＿＿＿＿＿＿＿＿＿＿

本周你所做的工作已经阐明了焦虑和抑郁是如何影响你的生活的，以及你想做出什么样的改变。在接下来的课程中，你会设定一些小目标来帮助你实现更大的总体目标。

本周多次回顾你的目标清单，看看你是否想要添加什么。花点时间把提醒放在日历上，或者把你的目标放在你每天都能看到的地方。一个星期很快就过去了，而你却不能回到这份工作上。

记得在接下来的一周内完成四天的日常活动表，你也可以计划一下什么时候开始第2周的工作，第2周我们将开始朝着你的目标前进，回到生活中。

花几分钟在下面写下你的想法、感受和你可能有的担忧。

_____

_____

_____

_____

活动计划

1. 反复检查你的目标清单。

2. 计划一个具体的时间做第2周。

3. 完成四天的日常活动表格。

Week Two

第 2 周 | 恢复生机

上周，你做了一项至关重要的工作，弄清楚你想做什么改变。在过去的一周中，你的任务是回顾你的治疗目标，并监控你如何使用你的时间。现在是时候把你的计划付诸行动了。

"也许我应该买些冰激凌。"凯特（Kat）边系跑鞋边自言自语。她这些天来的动力已经在地下室了，夏天的炎热让跑步变得更没有吸引力。

今年1月，凯特结束了一段早该结束的感情。她知道自己做了正确的决定，但这并不会让她更容易独处。她一直以为自己会在35岁左右结婚成家，现在她担心自己可能永远找不到合适的人，而且很快，对她来说成家就太晚了。

她是在研究生项目的最后一年认识卡尔（Cal）的，三年前她毕业后跟随他。他在波士顿找到了一份好工作，离他长大的地方不远。她来自西雅图，很高兴和他一起搬到美国的一个新地方。卡尔的朋友现在都成了她的朋友，凯特很高兴有了一个现成的社交网络，因为她从来都不容易认识新朋友。

他们的分手是友好的，他们共同的朋友都说他们很高兴"不用选边站"，因为他们和"卡尔和凯特都是真正的朋友"。然而，几个月后，凯特几乎没有收到他们的任何消息，却经常在社交媒体上看到卡尔和"他们的"朋友一起做的有趣的事情。她越来越不愿意亲自去找他们，她告诉自己："他们可能很高兴再也不用和我一起出去了。"

凯特意识到她不想做太多事情，她仍然去上班，工作还可以，但并不完全是她的理想工作，她强迫自己每周跑步一次。她唯一盼望的事情就是吃冰激凌和坐在电视机前，至少这样，她就能排除大部分时间里隐隐感到的不安。几周以来，她一直说自己"很害怕"，今天她第一次对自己承认："我很沮丧。"

我们可以从凯特的情况中看到许多焦虑和抑郁的因素：她的情绪大部分时间都很低落，她担心自己的未来，她开始对自己有更多负面的想法。她的活动给她带来的快乐和满足感很少，她也没有动力去做她喜欢的事情。

很多来我这里接受治疗的人描述的生活情况和凯特的很相似。事实上，他们的处境听起来很像我们想让某人抑郁时为她创造的情景：高压力、低回报和最低限度的投入。当我们把仅有的精力花在没有回报的事情上时，我们就会不断地在心理上、情感上和精神上消耗自己。

在这个项目中，就像在许多CBT项目中一样，我们将从让我们自己做更多我们发现有回报的事情开始——CBT的"B"部分。

为什么要从行为开始呢？

CBT同时处理想法和行为，我们可以从任何一种开始，但大多数情况下，CBT都是从处理行为开始的，为什么会这样呢？

首先，它往往是最直接的起点。做更多我们喜欢做的事情并不复杂。这并不是说它简单，但它相对简单，最简单的方法通常是最好的起点。

我为什么会抑郁？

我们并不总是知道是什么导致了我们的抑郁。幸运的是，在我们开始感觉好起来之前，我们不需要弄清楚它。事实上，已故的苏姗·诺伦-霍克西玛和她的合作者的研究发现，如果我们花太多的时间试图"弄清"为什么我们会抑郁，当我们的大脑开始毫无成效地沉思时，我们实际上会感觉更糟，让自己感觉更好、保持更好的最快方法就是做那些让自己感觉良好的事情。

其次，研究表明，变得更积极会产生"物超所值"的效果。换句话说，在行为改变上做一点小小的投资可以大有帮助，做正确的运动有抗抑郁的效果。

最后，改变我们的行为可以"跳跃式"改变我们的思维。例如，我们可能会像凯特一样相信，"没有人真的想花时间和我在一起"，检验这种信念的一个快速方法是问问我们的朋友们是否愿意聚在一起。当他们（最有可能）说"是"的时候，我们有证据表明，他们真的很喜欢我们，愿意花时间和我们在一起。

本章我们将关注的治疗方法叫作行为激活，虽然它通常被描述为一种治疗抑郁症的方法，但它也可以减少焦虑。

我该怎么办？

很多事情都会导致抑郁，比如失业，工作、人际关系压力过大。不管原因是什么，一旦感到沮丧，我们往往会切断自己与那些让我们感觉良好的事物之间的联系。因此，我们的心理、情感和身体资源得不到补充，可以说，我们的"银行账户"透支了。

当我们做正确的事情时，我们会感觉更好。但是，是什么让一项活动"正确"呢？简而言之，它需要对你有回报——它必须给你一些你珍视的东西。如果我们只是说，"做这些事情，你就不会感到沮丧了"，我们可能是在告诉你去做你不关心的事情。当我们感到沮丧和焦虑的时候，做我们喜欢做的事情已经够难的了，更不用说那些我们不关心的事情，或者是令人厌恶的事情。

行为激活的开发人员确定，你计划的活动必须来自你的价值观，就像卡尔和他的同事在治疗手册中描述的那样。在这种情况下，"价值观"没有道德或伦理的含义，尽管你的价值观可以包括道德和伦理。在这里，你的价值观是任何你喜欢的或从工作中得到满足的事情。

和目标一样，你是唯一能决定你的价值观的人，你在这里阐明的价值观必须与你产生共鸣。我们的价值观往往建立在我们认为对我们应该重要的东西之上——也许是父母告诉我们的，也许是我们认为社会对我们的期望。相反，我们的价值观应该建立在给我们带来快乐或享受，给我们一种掌控感或成就感，并觉得它是值得的。

好消息是，通过上周的工作，你已经对这些价值观做了很多思考，让我们在此基础上定义你的价值观。

哪一个更重要：做得更多还是感觉更好？

当感到沮丧和陷入困境时，我们往往变得不那么活跃：我们不喜欢社交、锻炼、照顾我们的生活空间，等等。我们会发现自己陷入进退两难的境地：除非我们做更多的事情，否则就不会感觉更好；除非我们感觉更好，否则就不会做更多的事情。我们经常告诉自己，一旦感觉好了，我们就会更加活跃。CBT采取了相反的方法，因为我们通常对自己的行为比我们的感觉有更多的控制。如果我们等到感觉好了才开始运动，则可能要等很长时间。

重要的是什么？

凯特已经注意到，当面临可以丰富她生活的机会时，她倾向于选择"阻力最小的路径"。例如，上星期六晚上她的一些同事邀请她和他们一起出去。凯特想去，她觉得在一个非正式的环境中认识同事会很有趣。与此同时，她对这次聚会有些担心：她会玩得开心吗？她会分享有趣的事情吗？她的同事会认为她是个保守的人吗？她的选择是这样的。

凯特的选择

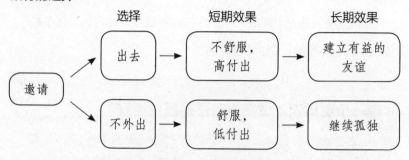

周六晚上，凯特给同事发短信说她"感觉不舒服"，不能来了。她和她的猫一起看电视，吃冰激凌。那天晚上，她松了一口气。但在周一早上，当她听到同事们重温周六晚上发生的事情时，她感到孤独和羞愧。"我本该去的。"她心里想。

像凯特一样，我们经常会因为做一些不符合我们长期利益的事情而获得短期的回报。虽然那天晚上待在家里让凯特感觉好多了，但这并没有让她朝着更加活跃和扩大社交网络的目标迈进，这也让她为自己没有面对恐惧而感到难过。

我们如何设计活动来阻止我们从退出中获得的短期回报，并通过做我们真正关心的事情来增加我们的长期回报？

主要有三个步骤：

1. 决定我们上周研究的领域中你认为有价值的部分。

2. 想出符合这些价值观的活动。

3. 计划并完成具体的活动。

价值所在的一个例子和一些相应的活动可能是：

价值：美化我的生活状况。

- 活动：给前庭花园的草地除草。
- 活动：种花。
- 活动：买切花。

在下一节中，我们将着眼于阐明我们的价值观。

价　值

注意，在上面的示例中，价值没有端点，我们没有时间去美化我们的生活环境，价值观可以贯穿我们的一生。相反，活动是具体的，有一个开始和一个结束，尽管我们可以按照自己的意愿让它们重复很多次。

使用下一页开始的价值观和活动表单，在每个生活领域写下一些你的价值观。记住：你的价值观不必是"沉重的"或戏剧性的，任何能让我们生活得更好的东西都是有价值的。

价值观及活动形式

人际关系

价值 :_____

活动 :_____

活动 :_____

活动 :_____

价值 :_____

活动 :_____

活动 :_____

活动 :_____

教育和职业

价值 :_____

活动 :_____

活动 :_____

活动 :_____

价值 :_____

活动 :_____

活动 :_____

活动 :_____

信仰、意义和扩展

价值 :_____

活动 :_____

活动 :_____

活动 : _____

价值 : _____

活动 : _____

活动 : _____

活动 : _____

身体健康

价值 : _____

活动 : _____

活动 : _____

活动 : _____

价值 : _____

活动 : _____

活动 : _____

活动 : _____

娱乐和放松

价值 : _____

活动 : _____

活动 : _____

活动 : _____

价值 : _____

活动 : _____

活动 : _____

活动 : _____

家庭责任

  价值 :＿＿＿＿＿＿＿＿＿＿＿＿＿＿＿＿＿＿＿＿＿＿＿＿

    活动 :＿＿＿＿＿＿＿＿＿＿＿＿＿＿＿＿＿＿＿＿＿＿

    活动 :＿＿＿＿＿＿＿＿＿＿＿＿＿＿＿＿＿＿＿＿＿＿

    活动 :＿＿＿＿＿＿＿＿＿＿＿＿＿＿＿＿＿＿＿＿＿＿

  价值 :＿＿＿＿＿＿＿＿＿＿＿＿＿＿＿＿＿＿＿＿＿＿＿＿

    活动 :＿＿＿＿＿＿＿＿＿＿＿＿＿＿＿＿＿＿＿＿＿＿

    活动 :＿＿＿＿＿＿＿＿＿＿＿＿＿＿＿＿＿＿＿＿＿＿

    活动 :＿＿＿＿＿＿＿＿＿＿＿＿＿＿＿＿＿＿＿＿＿＿

你的一些价值观可以适用于不同的领域，例如，"花时间和朋友在一起"可以是在关系或娱乐/放松领域。在这种情况下，选择一个对你更有意义的；如果你不能决定，随便选一个。最后，重要的是想出并完成活动，而不是我们如何对它们进行分类。

你可能还没有完成识别你的价值观。花几分钟思考每一个领域，然后列出一个初步清单，本周晚些时候你可以补充。

活　动

现在是时候考虑每种价值下的活动了，这些活动可能是既有趣又重要的事情——例如，和你的家人去公园。其他的活动可能是高享受低重要性的，比如看一部好电影。很多日常工作都很重要，不能提供很多享受，比如洗碗。这些例子是为了说明目的——你将自己决定什么是令人愉快的和重要的。

无抑郁生活的关键是养成更健康的行为模式，在这种模式下，每天都有重要的或愉快的活动，这些活动能让你感到满足，仿佛你的生活有了目标。

——卡尔·勒尤兹（Carl W. Lejuez）

从定义上讲，那些既不快乐又不重要的活动并不符合你的价值观。和价值观一样，你选择的活动不必是"史诗级的"。"事实上，如果不是这样，那就更好了。当我们感到沮丧和焦虑时，我们不需要什么大动作，只需要一些简单的小步骤。"例如，凯特完整的身体健康清单是这样的。

凯特完成了价值观和活动表单

身体健康

价值：享受美味的食物

　　活动：请朋友来家里吃自制冰激凌。

　　活动：计划一周的饮食。

　　活动：买面包、奶酪和水果，在河边吃午餐。

价值：感觉健康强壮

　　活动：晚上10点上床睡觉。

　　活动：在我公寓附近有游泳池的健身房健身。

　　活动：用在线视频进行高强度间歇训练。

　　注意，凯特的活动非常具体，她知道自己要在什么时候完成，而不是像"保持身材"或"学会做饭"这样定义松散的目标。"太模糊的活动会让人感觉难以管理，这会降低我们做事的动力。"定义模糊的活动也不能让我们清楚地知道何时完成，与其有成就感，我们还不如培养一种唠叨的感觉："我总能做得更多。"当我们定义了清晰且可管理的活动时，更有可能完成它们，并对完成它们感到满意。

　　你不需要想出所有的新活动，如果你想经常做，一定要包括你正在做的事情。这些活动可以提供一个良好的起点，因为你可以在你的时间表中建立更多有回报的活动。另外，不要因为现在就完成你的活动清单而感到有压力，花点时间为每个生活领域想出一些活动。先列出清单，然后再回过头来看，这是很有帮助的。当你在本周晚些时候再回过头来看的时候，你肯定会有更多的想法。

把自己绑在桅杆上

在荷马史诗《奥德赛》中,尤利西斯(Ulysses)想听到塞壬(Siren)的歌声。然而,任何听到塞壬歌声的人都会情不自禁地被吸引住,因歌声的甜美而死亡。显然,尤利西斯不愿意为了听他的歌而死。于是,他让手下用绳子把他绑在船上的桅杆上。他还让他的工作人员用蜡堵住自己的耳朵,这样他们就听不见这首歌了。他吩咐仆人说:"我若求你们释放我,你们就把我捆绑得更紧。"

尤利西斯朝前望去,看到了一个考验他的局面。他不相信自己纯粹的意志力——当他接受考验时,他知道这是不够的。因此,他制订了一个计划,阻止他做他知道自己不能做的事情。

这个比喻非常适合CBT,我们经常提前知道什么会挑战我们放弃我们的意图。有了这些知识,我们就能更好地安排自己的生活,让我们更难去做对自己不利的事情。例如,如果有一个健身伙伴和我们在健身房见面,我们就不太可能在想要关掉早上5:30的闹钟的最后一刻"放弃"。

在你自己的生活中寻找机会来实践这种方法,增加做你想做的事情的机会。

回顾日常活动表

根据本周活动的原则,花点时间回顾一下过去一周的日常活动表。你注意到了什么?你多久做一次让你感到愉快和重要的活动?当你没有做很多事情的时候,白天会有休息时间吗?或者恰恰相反——几乎每时每刻都充满了活动,没有时间享受生活。

在这里花点时间写下你对最近活动的观察和感受：

_____

_____

_____

从哪里开始呢？

现在，你已经列出了基于价值的活动列表，我们可以确定从哪里开始。浏览你的活动列表，根据难度在每个活动旁边标上1、2或3。比较简单的活动是1——你可能已经在做的事情，或者不太困难就能做的事情。如果一个活动现在还很难处理，那么它就是3。对于中间难度的，标上2。

就像所有CBT一样，这部分课程将是渐进的。从1开始完成你的工作，本周，挑选三个你最感兴趣的最简单的活动。通常情况下，最好是它们来自不同的生活领域，给自己各种回报的活动。

把你选择的活动写在下面的空白处。

活动1：_____

活动2：_____

活动3：_____

在每项活动的空白处，写下哪一天你要做这件事。然后，拿一张空白的日常活动表格，在你计划做这件事的时间段内填写。对另外两项活动也做同样的事情，每项活动在单独的一天（和表格）进行。

接下来的一周，在你计划好具体活动的日子里，继续记录你的日常活动。

提高的可能性

当你审视本周计划的活动时，仔细想想每一项活动可能会遇到什么阻碍。虽然我们不能保证我们会做自己计划的事情，但我们可以提高对自己有益的胜算。

提高成功概率的最好方法之一就是让活动可控，在正确的方向上迈出的一小步胜过没有迈出的一大步。例如，凯特的一个活动是加入一个带游泳池的健身房。她意识到，正如她计划的那样，这个任务让她感到难以承受。哪个健身房？我的护目镜呢？我没有一件我喜欢的泳衣，等等。凯特把这些障碍——选择健身房、找护目镜、买泳衣都变成了自己的活动。动量的价值怎么说都不为过，所以要把活动做得尽可能小，这样才能让事情顺利进行。

仔细考虑计划的每项活动的"奖励价值"，你也能从中受益。如果一项活动当时并不令人愉快，它需要在完成后给你带来一些满足感，否则，它可能属于"不值得做"的范畴。

只要有可能，计划一个具体的时间来做这个活动，并保护这个时间。如果没有留出时间，我们很容易陷入"我晚点再做"的陷阱。"当我们总是能在明天做某件事的时候，就不太可能在今天（或明天）做这件事。"

最后，建立责任制。问责可以很简单，告诉别人我们要做什么，比如对配偶说："我明天早上要去跑步。"我们知道，如果我们不去，

锻炼对焦虑和抑郁的好处

许多研究发现，在日常生活中增加有规律的锻炼对抑郁和焦虑都有积极的影响，其效果与抗抑郁药物相同。毫不奇怪，如果一个人停止锻炼，这种益处就会减少。

更剧烈的运动往往更有益，这种运动是有氧运动（如跑步或骑车）还是无氧运动（如举重）似乎无关紧要。

关于为什么运动有益于我们的心理健康，有几种解释：

☐ 锻炼有助于改善睡眠，而更好的睡眠对几乎所有事情都有帮助。

☐ 锻炼可以让我们远离消极的想法。当我们身体上努力锻炼时，就很难关注我们心理上的问题。

☐ 如果我们和其他人一起锻炼，锻炼可以带来积极的社会联系。

☐ 锻炼能让我们从为自己做了好事中获得满足感。

不管是什么原因，总之，有规律的锻炼可以成为治疗抑郁症和焦虑症的一个重要部分。

很可能会被问到这件事。在这个项目中记录你的活动也可以帮助你给自己一个关于你做得如何的报告。

总而言之，你更有可能完成你计划的活动，当你：

1. 让每项活动都有针对性和可管理性。

2. 让每一项活动都变得有趣或重要。

3. 为每个活动计划一个特定的时间。

4. 在你的计划中建立责任感。

把你知道的对你有帮助的其他因素加在下面，例如，一次专注于一项任务，以避免感到不知所措。

干得好——你已经参加这个项目两周了。你已经制定了自己的目标，并在确定哪些活动可以改善你的生活方面迈出了一大步。你把你的活动清单分成简单的、适度的和困难的三种，并选择在本周的特定时间做三种活动。

这个项目的目标是帮助你思考行动的方式，使你朝着你的目标前进。在下一章，我们将开始识别你的思维模式，现在花点时间来安排第3周的时间。

在下面的空白处，反思一下这周的工作让你脱颖而出的地方：主要的收获是什么？有没有什么不太清楚的地方，你需要更多的时间去思考？当你展望下一周的时候，注意你现在的感觉。第3周见。

活动计划

1. 在规定的时间内完成你的三项活动。

2. 在你计划的活动的日子里继续记录你的日常活动。

3. 完成你的表格。

Week Three
第 3 周 | 识别你的思维模式

在上一周，你开始确定你在生活的主要领域所重视的东西以及支持这些价值的活动中看重什么，然后选择三项活动来完成。本周，我们将首先回顾你的活动进展如何，然后再确定你的思维模式。

花点时间回顾一下你的三项活动进展如何，发生了什么吗？还有什么比这更好的吗？把你的想法写在下面。

活动1：

活动2：

活动3：

到目前为止，你对计划和完成具体活动有什么想法和感受？

在这个项目中，一个常见的反应是："我做了我的活动，但我没有感觉好一点。"如果发生在你身上，说明你做得很好，这意味着你坚持了你的计划。如果你确实从计划的事情中得到了提升，那就太好了。不管怎样，继续。

这个项目很像开始一项锻炼计划——最初的几次锻炼将会很艰难，你不会马上感觉到好处。同样，在短期内，增加一些活动也不太可能产生太大的影响。如果你坚持下去，很有可能就会开始注意到其中的差别。

和上周一样，选择下周要完成的活动。上周，你计划了三个。本周，选择四项活动。如果需要重温上周的活动，你可以重复一遍，但要尝试添加一些新的活动，找到在挑战性和可管理性之间取得平衡的活动进行练习。坚持那些你给了1分的，除非你有信心你能完成2分。

在下面空白处填写活动：

活动1：

活动2：

活动3：

当你计划你的活动时，记住上周的所有建议，包括把它们安排在一周中的特定时间。

认同尼尔的想法

当尼尔第一次来看我时，他已经失业六个月了。25年来，他一直在一家大型金融公司内部从事IT工作，随着市场萎缩和公司收缩，他被解雇了。

从尼尔被告知要收拾东西的那一刻起，他做的每件事都是对的：他参加了公司出钱提供的再就业服务，他忙于建立人际网络和求职申请——他把找工作当成了一份全职工作，他决心把被解雇看作是找到更好工作的机会。

尽管如此，没有人雇用他，尽管几次面试都进行得很顺利。随着失业的持续，尼尔的热情开始减退。每天越来越难早起，他觉得自己只是在敷衍了事。

就在他打电话预定首次拜访的时间之前，他接到通知，他的失业救济金即将到期。在接到通知之前，他觉得自己就像悬在了一根绳子上，而这最后一击让他立刻感到巨大的压力和沮丧。他当时52岁，对年轻的成年子女承担着经济责任——帮助刚刚大学毕业的女儿支付房租和支付儿子的大学学费。他还有10年的时间来偿还抵押贷款，经济压力太大了。

他的妻子非常支持他，善于鼓励他做他需要做的事情。与此同时，尼尔知道他只能依靠她这么多，因为她有压力，有自己的全职工作。他知道自己真的很挣扎，这时他灵光一闪："也许我死了，我的妻子和孩子会过得更好，这样他们就能得到人寿保险金。"他当天就给我打了电话。

尼尔的积极品质很容易被欣赏，他首先把家庭放在首位，他不能忍受他不能像往常那样养活他们的想法。我可以看出，他强烈抵制住了不利的处境，努力保持乐观。但随着我最初的评估进行下去，我可以看到他的防御力崩溃了。当我问他找工作的情况时，他微笑着说："我想没人想雇一个老人吧。"

在他接受治疗的头几周，我和尼尔集中精力让他恢复活力。当然，他的求职活动是他活动计划的重要组成部分，同样重要的还有体育锻炼和为愉快的休息腾出时间（他大部分休息时间都放弃了，因为他认为自己"不值得"这样做）。当他完成他的活动时，很明显，强大的思想和假设正在阻碍他，我们需要正视他的想法。

回顾认知方法

我们的许多情感反应来自我们如何看待发生的事情。我们想要了解我们的世界，所以我们创造故事来解释事件。例如，如果一个朋友对我们很生气，我们可能会认为这个朋友很不理智，没有真正的理由生气。如果我们相信这个故事，我们可能会对这个朋友感到有些恼怒。我们可以这样画出序列：

朋友生我的气 → "他又失去理智了。" → 对朋友生气

如果你认为你的朋友是因为一定的原因生气，而这是你的错呢？你可能会有不同的情绪。

朋友生我的气 → "我是个差劲的朋友。" → 焦虑，内疚

在理解驱动我们情绪的想法时，一个主要的挑战是，这些想法通常不会自我表露。虽然我们会为我们对事件的理解而烦恼，但我们认为我们会为事件本身而烦恼。我们通常经历的是引发情绪的事件：

朋友生我的气 → 对朋友生气

或者

朋友生我的气 → 焦虑，内疚

结果，我们没有机会去问这些想法是否有意义，因为我们甚至没有意识到我们有一个想法，我们很难评估那些我们没有意识到的想法。因此，我们需要练习认识我们的思想和信仰。这种实践非常重要，我们将在本章的其余部分专门讨论它。

你可能会注意到你的思维过程发生了一些变化，因为你越来越意识到你的大脑在告诉你什么，写下我们的想法可以改变我们和它们之间的关系。当我注意到我在告诉自己一些事情时，我可以看出哪些事情可能是真的，也可能不是真的。

如何识别想法？

在与尼尔的早期谈话中，他描述了另一家公司令人失望的回绝。当我让他多谈一些让他失望的事情时，他回答说："还没有找到工作就是让人感到沮丧的事，你知道吗？我想任何人都会对此感到失望。"

尼尔有一个很好的观点：并不是说发生在他身上的事情都是积极的事情，而是他在某种程度上扭曲成消极的事情，承担经济责任和努力找工作本身就是有压力的。与此同时，我们每个人对这种经历的反应都不一样，我们需要确定尼尔的反应到底是什么。

我让尼尔放松一下，闭上眼睛，想象一下当他得到没有得到那份工作的消息时他在哪里。然后，我让他描述一下和招聘经理的谈话，他确实这么做了。我让他注意一下他的感受，他意识到了什么情绪？他注意到身体有什么感觉了吗？他有什么想法吗？

尼尔睁开眼睛说："是的。为什么会有人雇我？我就是这么想的。"我鼓励他思考这个问题是否有一个隐含的答案。"嗯，我只是说说而已。"他说，"我的意思是，没有人会雇我。"我们继续交谈时，尼尔告诉我，他觉得自己过时了，就像一只恐龙。"我看到所有这些大学毕业生，"他告诉我，"他们都和我女儿一样大，我们正在面试同样的工作。一个戴着双光眼镜的白发男人跟这些孩子比，有什么希望呢？"

现在很容易看出这次拒绝让他如此失望的原因了——他不仅没有得到这份工作，而且他告诉自己，他身上有某种不可改变的东西（他的年龄）会阻止他得到任何工作。他告诉自己，他甚至不应该浪费我的时间，这是毫无意义的。难怪他在找工作上花的钱越来越少，因为这看起来像是在浪费精力。

　　花点时间想想最近你感到一阵不愉快的情绪，想想当时你在哪里，发生了什么，尽可能生动地描绘它。现在简要描述一下导致情绪变化的事件，也描述下你当时的情绪。

_____

_____

_____

_____

_____

注意你当时的想法，你能找出具体的想法来解释由此产生的情绪吗？在这里写下你的观察结果：

_____

_____

_____

　　当你思考自己与焦虑和抑郁有关的想法时，注意这些想法集中在什么时间段，有些可能涉及对已经发生的事情的解释。另一些可能是关于未来的事件——对可能发生的事情的预测，还有一些可能是关于现在正在发生的事情。当你试图确定你的想法时，请记住它们可能是关于过去、现在或未来的。

　　有时思想以形象或印象的形式出现。例如，我们可能会有一种渺小、无能为力的自我形象，而不是想着"我很软弱"。当你练习确定你的想法时，记住它们可能以文字的形式出现，也可能不以文字的形式出现。

　　我们可以从一个事件中描绘出事件、想法和情绪。尼尔给出的最近一次工作被拒的图表是这样的。

尼尔的事件、想法、情绪图

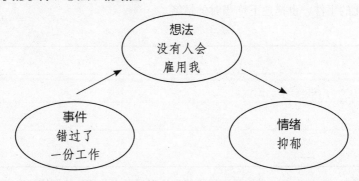

　　想想你生活中发生的某件事让你感到失望或沮丧的时候，你有什么想法？用下图来说明这个例子：

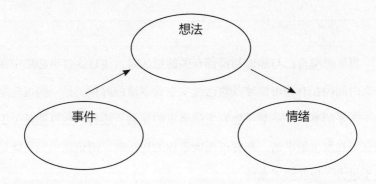

如果我不能识别一个想法呢？

　　对于我们回顾的其他事件，尼尔不知道他的想法是什么。"这很有趣，"他说，"但在我们谈论这些事情之前，我甚至不认为自己在思考，我只是把我看待世界的方式当成了事实，我还在努力识别我的想法。"对于这些情节，我们留下了一个空间——我们需要从新的事件中收集更多的信息，以便更清楚地理解他的想法。

很多时候，如果我们不是处在产生这种想法的那个时刻，就很难确切地知道我们在想什么。如果你不能准确地指出一个导致情绪的想法，不要担心——你会有很多机会练习。事实上，学会倾听自己的心声是一项我们可以在一生中不断完善的技能，这仅仅是个开始。

本周活动计划的一部分就是记录下至少三个你情绪低落的例子。你只需要记下发生了什么，你的感觉、你的想法。你可以把这些片段记录在识别思想的表格上。

焦虑和抑郁的共同主题

当尼尔越来越了解自己的想法时，他意识到了一个熟悉的"角色阵容"。他大多数令人不安的想法都是关于他"无望"的未来，他认为这是他年老和"过时"的结果，他认为这意味着他无法养活家人，他认为这让他成为一个毫无价值的人。难怪尼尔情绪低落！他总是被关于变老、不受欢迎和无用的想法狂轰滥炸。

在接下来的一周，当你记录下自己的想法和情绪时，很有可能你会开始注意到反复出现的主题。就像我们的大脑是一个自动点唱机，当一个触发事件"按下按钮"时，只有几个"点击"可以反复播放。

我们个人的焦虑和抑郁经历与我们经常拥有的想法密切相关。

让我们考虑一下在某些心理条件下出现的一些常见的思维类型，我们将从焦虑症开始，你可以跳过不适合你的练习。

特定的恐惧症

当我们害怕某事时，通常认为它是危险的。如果我们害怕飞行，就可能认为飞机上的神秘声音表明出了什么问题。两个人可能会以完全不同的方式体验同一件事，这取决于他们的理解。当飞机的机头向下倾斜时，如果你认为这意味着引擎失灵，飞机正在快速下降，你可能会感到害怕。如果你想，"哦，很好，我们已经开始下降了"，就会感觉到非常不同的情绪。

想想你自己的恐惧，最近一次你被触发的恐惧。你是否意识到有什么想法可能导致了你的恐惧？使用下面的图表来记录事件、想法和情绪。

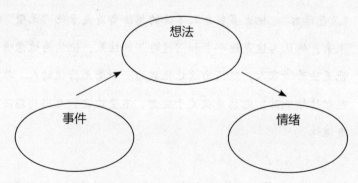

恐　慌

人们相信，如果我们不立即逃离或改变现状，一些可怕的危机即将来临，恐慌就会加剧。我曾经有过一段"去中心化"的经历，在这段时间里，我对办公室感到非常陌生。我突然意识到我的身体出了严重的问题，我一定是中风了，或者有其他的病症。我走到外面，相信自己需要待在公共场所，以防失去知觉。当我走到外面，开始感觉好一些的时候，我突然意识到我得了恐慌症，因为我对"危险"的感知转化成了一种不真实的怪异感觉。

恐慌症的其他常见症状包括：

- 如果我在开车时惊慌失措，我就会撞车。
- 如果我的恐慌症发作得足够严重，我就会晕倒。
- 所有人都会知道我很恐慌，我会让自己难堪。
- 如果我恐慌，我可能会失去控制，攻击别人。
- 恐慌会使我失去视力，这是非常危险的。
- 如果我再不停止恐慌，我就要发疯了。
- 我心脏病发作了。
- 我可能呼吸不到足够的空气，因为恐慌发作而窒息。
- 如果我在错误的时间恐慌，我会突然腹泻。

如果你正与恐慌作斗争，想想你恐慌发作的具体时间，是什么引发了这次发作？你是否以一种导致更多恐惧和恐慌的方式解释了触发事件？

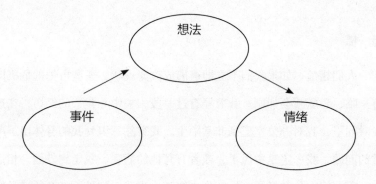

社交焦虑障碍

社交焦虑障碍的驱动力会使你在别人面前做一些让自己难堪的事情。如果我们有社交焦虑障碍的倾向，就可能会对社交环境中发生的事情做出最消极的解释。社交焦虑障碍的一大挑战是我们经常害怕别人会知道我们焦虑，我们可能会告诉自己："他们会看到我脸红，认为我是个尴尬的傻瓜。"或者我们可能会想如果我的声音颤抖，他们就会对我失去信心。表现出焦虑往往会加剧我们的焦虑，导致恶性循环。

如果你经历了很多社交焦虑，想想最近的情况，你害怕别人的判断，你能确定在这种情况下会发生什么事吗？

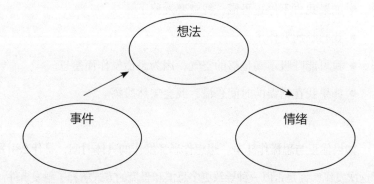

广泛性焦虑症（GAD）

思考是广泛性焦虑症的重要组成部分，这些想法往往以"如果……会怎样"的形式来呈现，关于可能发生的坏事举例：

- 如果我考试不及格怎么办？
- 如果我的头痛意味着我得了脑瘤怎么办？
- 如果我的父母出了什么事怎么办？
- 如果我失业了怎么办？
- 如果股市暴跌，把我的退休金都赔光了怎么办？

因为广泛性焦虑症是"广义的"，所以广泛性焦虑症的担忧可以加到任何事情上。还有一种隐含的信念，我需要做些什么来确保坏事不会发生。我们觉得控制局面是我们的责任，不管是什么。我们可能会告诉自己，我们必须"确保这不会发生"，所以就会做一些心理活动（担心），试图解决这个问题，但没有成效。这就像试图提前下完一盘棋，却不知道对方的棋步，但仍然试图"解决"即将到来的游戏。

不幸的是，我们担心的事情通常并不完全在我们的控制之下。我们能绝对肯定我们不会考试不及格吗？不会出现医疗危机吗？不会失去亲近的人吗？所以我们发现自己陷入了一个思维循环：我们试图想出一个解决方案，确保我们害怕的事情不会发生，但是我们无法获得我们所寻求的确定性，我们就回到了如果……

例如，我们可能会担心孩子们的安全：如果他们在营地受了重伤怎么办？我们把可能发生的坏事列成一张清单，试着让自己放心，我们的孩子会好起来的。但当然，我们不知道他们是否真的安全，所以我们的思维回到了"如果"，这个循环将继续下去。

广泛性焦虑症患者也可能认为焦虑是一种有益的锻炼。例如，我们可能认为，如果我们担心某件事，我们可以阻止它发生，所以停止担心将会放松我们的警惕。如果我们总是担心，而我们所担心的事情并没有发生，那么我们很容易相信我们的担心是有效的——也许是因为我们担心！或者我们可能认为，我们持续的担忧说明了我们关心的一些关于自己好的方面。

如果你认为自己是一个担心太多的人，想想最近引发焦虑的情况，当时是什么情况，你能找出导致你痛苦的想法吗？

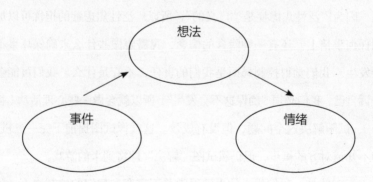

对恐惧的害怕

理解我们认为危险的情景或物体并不难——我们的恐惧与我们对危险的信念有关。但是对于那些我们知道并不危险，我们仍然回避和害怕的情况呢？

我们常常害怕自己的恐惧。我们可能认为极度恐惧是危险的，如果我们过于害怕，可能会发生灾难性的事情。也许我们认为我们会心脏病发作或中风。我们也可能相信，如果我们直面我们所害怕的，我们的恐惧就会永远存在。

我们通常会因为太害怕而"失去它"或"发疯"。我们可能在某种程度上相信，如果我们过于恐惧，就可以到达一个"超越恐惧"的地方，一些本质上不同的体验比糟糕还要糟糕。也许我们认为自己会被"吓坏"，以至于"无法忍受"，会做一些令人尴尬的事情。

想想你自己的恐惧和焦虑经历，是否有什么事情即使你知道它们并不危险，但你还是会害怕？当你面对某一情境时，尽可能仔细地思考你的感受。你的恐惧会导致什么结果，有什么预测吗？把你的想法写在下面的空白处。

_____

_____

_____

_____

_____

_____

_____

_____

_____

_____

抑郁症的共同主题

尼尔在一家看起来很适合他的公司得到了第二次面试机会，然后，一件奇怪的事情发生了：他开始认为公司一定出了什么问题，否则他们为什么要聘用他？当他把面试的事告诉妻子的时候，他感到很羞愧——他甚至都不打算告诉她，但是当她看到他把西装摆出来的时候，她问他在哪里面试。

尼尔和我一起努力了解他的思维过程，他告诉自己，如果公司在了解了他的年龄后仍然对他感兴趣，那么他们一定非常渴望聘用他。结果，他对自己说，参加这家公司的面试真可怜。

当我们沮丧时，我们经常把任何令人失望的事情看作是我们自己失败的证据，有时我们甚至把积极的事情变成消极的事情，沮丧的想法甚至能把胜利变成失败。抑郁症患者的普遍想法在某种程度上围绕着"小于"这一主题。

例子包括：

- 我软弱。
- 我是个失败者。
- 没有人会真的爱像我这样的人。
- 我把一切都搞砸了。

绝望是抑郁思维中另一个常见的主题，它会导致一种"何必烦恼呢""如果我们什么也不做就不能让事情变得更好，那么我们为什么要浪费精力去尝试改变呢"的想法，这样的想法可以养活自己，因为它会导致不作为，持续的情绪低落，以及对事情永远不会好转的信念。

如果你正在经历抑郁症，想想最近发生的一件让你情绪低落的事情，你对自己说发生了什么。甚至在阅读这一章的时候，你也可能有过抑郁的想法，比如："这可能对我没用。""这有什么意义？""我知道我的想法没有意义，什么也帮不了我。"花点时间记录下发生了什么，你能回忆起什么想法？

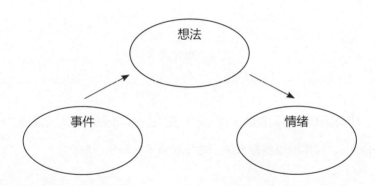

触及核心

随着时间的推移，尼尔注意到他所有的想法都有一个"最终目的地"。如果追溯这些想法的来由，他会发现这些想法都以他的无用和可悲告终。他脑海中甚至有一个与这个想法相关联的画面：他想象着一块破旧的毛巾被扔在洗衣机和烘干机之间，没有人愿意捡起来。我们将他的想法作图如下。

尼尔的核心信念图

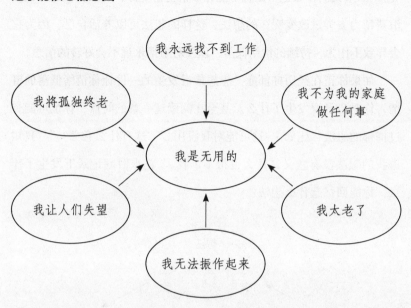

中心思想或形象反映了亚伦·贝克（Aaron Beck）等人所说的"核心信念"，具体的思想都来源于此并加强了这种核心信念：

● 认为自己一无是处、可悲，会导致与我的核心信念相关的更具体的想法。

● 这些具体的想法被作为支持我核心信念的"证据"。如果不识别和检查这些想法，这个循环就会继续下去。

我们发现焦虑也有类似的现象，那就是我们的"核心恐惧"，或驱使我们产生较小恐惧的"大恐惧"。例如，如果我有一种对死亡和遗弃孩子的核心恐惧，就可能会对生病、旅行和在家的安全感到极度焦虑。

在这一点上，你可能对自己的核心信念和恐惧有一个模糊的认识。或许，你还不知道。在接下来的几天或几周，你将会收集信息，帮助你识别你的核心信念和恐惧。一旦我们明确了这些核心问题，我们就能更有效地工作，认识到这基本上就是我们的大脑一直在向我们传递的信息。

这周的练习

在接下来的一周，关注情绪恶化的时间。尽可能接近事件发生的时间，最好是"实时"，看看你是否能捕捉到那些滋养你情绪的想法。把识别想法的表格放在手边，这样你就能尽快完成它们。下周，我们将用你的想法打破这些思维模式。

在这一周中，你又迈出了重要的一步：你开始找出一些导致你焦虑和抑郁的想法，我鼓励你把本周取得的任何进步都视为成功。我们中的大多数人都必须努力去发现自己潜在的想法，所以如果你发现这并不容易，那么你就有了好的同伴。坚持下去，你也在继续上周开始的工作，将有价值的活动添加到你的日程表中。

花点时间想想你现在的感受。把你的想法和感受，以及任何问题写在下面的空白处。我们第4周见。

_____

_____

_____

_____

活动计划

1. 完成本周计划的四项活动。

2. 完成至少三个事件的识别思想表格。

3. 现在计划一个时间去完成第4周。

Week four
第 4 周｜打破消极思维模式

　　欢迎回来。在第3周，我们继续计划一些活动来丰富你的生活。过去一周你计划了四项活动，在下面的空白处，总结一下哪些活动进行得很好。

_____

_____

_____

_____

和你想象的有什么不同吗？你遇到过什么挑战或是惊喜吗？

_____

_____

_____

你从这些活动中学到了什么，可以在接下来的几周内应用？

_____

_____

_____

根据你上周的经历，从你的清单中选择五项活动，按照与过去几周相同的步骤，安排好完成这些活动的天数和时间。如果它们看起来可行的话，从更具挑战性的活动中选择。

如果上周有一些活动你没有完成，你还认为它们值得做吗？如果是这样，考虑一下提高完成任务概率的方法，比如把任务分解成更小的任务。在下面写下你的五个活动：

活动1：

活动2：

活动3：

活动4：

活动5：

现在，在你的日历上找一些地方来安排下周的活动。

在第3周，你也开始记录你的思维模式，你必须完成至少三个事件的识别思想表格。回顾一下你过去一周的记录，有什么突出的主题吗？

亚历克斯的突破

"这证实了我所有的想法都是错的，"亚历克斯（Alex）说，她的声音突然变了，"我让大家都失望了。他们全靠我了，我都没法振作起来。"她擦去眼泪，用手捂着眼睛坐着。

本周早些时候，亚历克斯的上司黛安娜（Dianne）把她叫到办公室。黛安娜告诉她，如果想满足工作的期望，她需要投入更多的时间，包括晚上和周末。她提醒亚历克斯，20年前，作为一个带着年幼孩子的母亲，她自己也做了亚历克斯现在必须做的事情，女性必须证明自己对工作充满奉献精神，才能得到认真对待。亚历克斯在会议上承诺要做出更大的努力，但她感到完全泄气了。

四个星期前，亚历克斯开始和我一起治疗。当时，她正努力找时间从事一份要求很高的工作，担任一个大型EMBA项目的副主任，还要抚养两个年幼的女儿。她的生活全是工作，没有娱乐：她的一天从早上5点半到7点半的忙碌开始。然后，她把4岁的女儿送去学前班，把18个月大的女儿送去托儿所，然后在办公室辛苦地工作一天，直到下午6点。

她母亲会在下午晚些时候照看孩子，直到她到家。然后，嘎吱嘎吱声一直持续到晚上7：30左右，两个孩子都睡着了。亚历克斯和她的丈夫西蒙（Simon）可能有15分钟的时间谈论他们的一天，他们一边打扫厨房，一边做夜间杂务，为第二天做准备。她经常在晚上把文件带回家复习，总是惊讶于自己在晚上10：30之前几乎什么都没做，而且坐着就睡着了。

自从她的小女儿出生以来，亚历克斯一直睡不好。她神经衰弱，易怒，这是她以前从未有过的性格。她希望对孩子们更有耐心。"今天早上我听到我4岁的女儿告诉她妹妹不要大惊小怪，因为妈妈今天早上脾气暴躁。"她告诉我，"作为一个母亲，我觉得自己像个失败者。"

在她接受治疗的前几周，我们专注于为亚历克斯找到一些小方法，让她在每天的生活中安排一些愉快的恢复活动。例如，她让西蒙在周六上午照看女孩们，这样她就可以和朋友一起去上动感单车课了。她还意识到，在下班回家的路上听古典音乐比被收音机里的坏消息轰炸要轻松得多，而且也不会占用她宝贵的时间。她刚刚开始在过去一周的困难事件中记录自己的想法，包括与上司的会面。

本周是时候审视你的想法了。通过关注你的大脑在告诉你什么，你可能已经开始注意到你的思维有一些问题。例如，你可能已经意识到，并不是你所有的想法都是百分之百正确的。你可能已经注意到你的思想倾向于某些消极的解释，即使其他的解释是可能的。如果你注意到任何这样的倾向，请在下面记录下来。如果你没有，别担心，你会有很多机会检查你的想法。

_____

_____

_____

正如我们在前面所说，我们的思想可以对我们的情绪产生很大的影响。当感到沮丧或焦虑时，我们的思维可能陷入对我们没有帮助的模式。

无益的思想

思考所有对我们有帮助的方式，我们可以计划未来，考虑我们过去的行为，评估别人的动机，品味我们最喜欢的记忆，等等。当我们的思想与现实足够吻合时，它们就会很好地为我们服务。

过去一周你所记录的一些想法可能是正确的，因此是有帮助的。我们的大脑也会产生一些不能准确反映现实的想法：

- 我们做出错误的预测。
- 我们误解了某人的意图。
- 我们误解了形势。

我们都在思想上犯错误。我曾经在一次求职面试中做过一次演讲，我确信我的观众们已经感到无聊和失望。"我搞砸了。"我一边走回家一边想。当我回到家的时候，我的收件箱里有一封电子邮件给我提供了这份工作。幸运的是，我们可以思考自己的想法，并意识到我们的想法是否有意义。

想想你曾经认为或相信的某件事，结果证明是错误的，请在下面的空白处描述它。

_____

_____

_____

标记思维中的错误

思维错误可以用多种方式描述：

☐ **非理性：**阿尔伯特·埃利斯强调，我们的想法往往没有意义。例如，我们可能会告诉自己，每个人都必须看好我们，否则我们会非常沮丧。埃利斯的理性情感行为疗法旨在识别非理性思维，并用理性思维取代非理性思维，从而带来更大的幸福感。

☐ **功能失调：**在艾伦·贝克的认知疗法中，思维上的错误被称为"功能失调"，因为它们对我们没有好处。例如，当我们告诉自己"无论如何，尝试是没有用的"时，我们就是在让自己走向失败。通过识别不正常的思维模式，我们可以用帮助我们朝着目标前进的想法来取代它们。

☐ **偏见：**大量研究表明，当我们感到焦虑和抑郁时，我们的想法往往是片面的。例如，处在社交焦虑障碍中，一个人可能会注意到他人潜在的负面反馈，而忽视正面反馈。通过只关注支持我们焦虑和抑郁的信息，我们强化了我们的消极思维模式。

☐ **扭曲：**最后，思维上的错误并不能准确地反映现实。在犯了一个小错误之后，我们可能会认为自己完全没有能力，或者没有人喜欢我们是因为有人对我们不好。通过认知疗法，我们可以改变我们的思维，更好地适应现实。

这些描述思维错误的方法是相关的，例如，有偏见的想法很可能被扭曲，而非理性的想法几乎肯定会功能失调。当你发现并挑战自己的思维模式时，就可能会记住这些不同的标签。

检查证据

亚历克斯记录的一个片段是关于一个压力特别大的早晨，她试图让每个人都按时出门。她在开车去上班的路上感到恼怒和不知所措，沮丧地想："我真让人失望。"

当我们谈到这个想法时，很明显她的意思是笼统的："我什么也不是，只是让所有人都非常失望。"她发现这种想法非常令人沮丧。我们需要一起仔细思考这个问题，这是真的吗？

我们首先寻找证据来支持亚历克斯的想法，确实也有其他人对她感到失望的时候，比如她的上司和她的孩子，当她对她们厉声斥责时。

然后我们考虑了反对她想法的证据。她能想出任何与之相矛盾的东西吗？她想了一会儿说："我的大女儿有时确实告诉我，我是一个好妈妈，即使我有时候也会朝她大叫。"她在"相反的证据"一栏中补充了这一事实。我们继续做这个练习，然后并排看了看这些栏目内容：

与你的想法相符的证据	与你的想法相反的证据
● 黛安娜对我很失望。	● 黛安娜也说我做得很好。
● 我经常对我的女儿们发脾气。	● 利比有时告诉我，我是一个好妈妈。
	● 我丈夫说我处理了很多事情。
	● 我全职工作，抚养两个女儿。

我问亚历克斯，她现在对最初的想法有什么看法。

"这有点片面。"她承认。

"它遗漏了什么？"我问她。

"嗯，我不会让人们失望的时候。"

我们努力使她的想法更符合她收集的数据，她写道："最近，我让人们失望的次数比我想要的还要多。"

我问她这两种想法中哪一种更能反映现实，她认为她修改后的想法更有意义，尽管她最初的想法在某种程度上"感觉"是正确的。我问她读每一个想法时的感受。第一个，感觉像一个压倒性的重量。第二个，感到很悲伤，但就像"我能承受的悲伤"。

她对我说："也许我不仅仅是一个令人失望的人。"她热泪盈眶，过了好一会儿，她才开口说话。最后，她说："这么长时间以来，我一直认为自己在不断地失败，现在，我觉得我还有希望的感觉太强烈了。"

注意，在这个例子中，我们的目标不是让亚历克斯用快乐的想法来抵消消极的想法。我们的目标是仔细、清晰地观察她的处境以及她的想法，并做出准确的判断。如果她确实在各方面都令人失望，那么这些信息对我们来说很重要。

让我们来看看你自己记录下来的想法。首先，选择你觉得最令人沮丧的事情，使用下列表格，记录支持你想法的证据。有没有证据反对你的想法，表明它可能不能说明全部？

事件：	想法：	情绪：

与你的想法相符的证据	与你的想法相反的证据

根据你回顾的证据，你的想法有多准确？

_____

_____

_____

你将如何修改这个想法，使之更符合现实？

_____

_____

_____

看到积极的方面

亚历克斯刚刚告诉我，有一次她对自己感觉很糟糕。她和西蒙决定，他要带女儿们去参加利比（Libby）的一个同学的生日聚会，这样亚历克斯就可以和一个朋友聚在一起了。她为没有去参加聚会而感到内疚，每隔一会儿她就会回想起她错过了孩子们的活动。

我们开始审视她的想法："我没有为我的孩子做任何事。"
我请她描述一下她产生这个想法的时候在哪里，发生了什么。

她说："我告诉利比，西蒙会带她去参加派对，但我不知道
她是否同意。晚上晚些时候，我躺在利比的床上，像她希望我
做的那样抓着她的胳膊，帮助她入睡。我不断地在脑海中列出
让孩子失望的方法。"

我问她："当你有这个想法的时候，你说你在哪里？"

她又开始告诉我，然后又停住了。"哦，我知道了。这是个
心理医生的问题。"她微微一笑，"我想这很讽刺，我想我在照
顾利比的时候什么也不。"

我们谈了一会儿，大脑有能力获取它想要的信息，而忽略
其他的，即使它就在我们面前。

当我们寻找支持和反对我们想法的证据时，就需要对所有可用的
信息尽可能地开放。如果我们的思想偏向于消极的方向，就会忽略一
些相关的信息。如果我们不留意，就会让这种偏见主导我们打破消极
思维模式的努力。

返回到你之前正在处理的示例。当你测试你的想法的准确性时，
要注意考虑你是否可能忽略了那些支持更积极想法的信息。

挑战我们的想法不是对自己撒谎，否认我们的不完美。如果我们
试图欺骗自己，我们足够聪明能看穿它。这种做法的方式之一是逐渐
接受自己的不完美，而不是因为自己不完美而憎恨自己。

让我们看看我们有时会认为事情比现在更糟的倾向。

这是一场灾难吗？

到目前为止，我们主要关注的是涉及偏见或错误预测的错误思维。我们认为得到一张停车罚单意味着我们非常不负责任；或者如果我们惊慌失措，我们就会晕倒；或者如果我们表现出焦虑的迹象，人们不会愿意和我们交朋友，每一个思维错误都包含着错误的信念。

但是那些不切实际的想法呢？例如，如果我们的恐惧是当我们在会议上发言时会脸红，或者我们会在飞机上恐慌怎么办？这些事情发生的可能性相当高。通常，在这些情况下，我们的错误在于我们认为结果有多糟或会有多糟。我们可能认为，如果我们脸红，那将是可怕的，或者在飞机上恐慌发作将是一场彻底的灾难，我们的大脑可以把一个尴尬、不舒服或令人失望的情况当作一场彻底的灾难来对待。

当你审视自己的思想时，你是否注意到任何情绪反应基于你所确定的想法，似乎都言过其实了？例如，你是否告诉过自己，你做的某件事是"可怕的"，或者如果你的恐惧成真了，这件事将是"无法忍受的"？如果是这样的话，考虑一下你是否曾经告诉过自己更多的事情—— 一些可能驱动你情绪反应的事情。

把你的观察结果记录在下面的空白处。

_____

_____

_____

_____

你会对你爱的人说什么？

当我们继续研究亚历克斯令人沮丧的想法时，她描述了她4岁的孩子早上拒绝穿衣服的情景。她说："我昨晚睡得很糟糕，我必须准时上班，去参加一个和所有MBA新生的会议。利比说她不能穿衣服，因为她最喜欢的毛绒玩具兔子睡在她的房间里，她不想吵醒她。我对她非常失望，最后我趴在她的旁边对她说：'现在就穿上你的裙子，否则兔子就会被扔进垃圾桶。'就在我说这话的时候，我心里想：你是个糟糕的母亲，谁会这样对她的孩子。"

我问亚历克斯，如果她爱的人告诉她要做类似的事情，她会对他说什么。

她笑着说："真有趣，这个问题实际上是在周末提出来的。我和劳拉一起跑步，我告诉她，我对自己失去耐心并威胁要赶走邦尼（Bunny）感到多么沮丧。'那没什么，'她告诉我，'当你听到孩子们真的惹我生气时，我嘴里说出来的一些话，你会感到震惊的。'她告诉了我其中的一些，说实话，我有点震惊。我的意思是这不是虐待，但如果我说了那些事情，我会感到很可怕。"

"所以这一定真的改变了你对劳拉（Laura）的看法，是吗？"我问她。

"你这话是什么意思？"亚历克斯回答道。

"嗯，根据你对自己做了一些更温和的事情的感觉，劳拉一定是个糟糕的母亲。"

亚历克斯皱起了眉头，"不，她实际上是个很棒的妈妈，她爱她的孩子。她经常要应付很多事情，要抚养孩子，还要全职工作，有时候这些事情让她很紧张，她会说一些让她后悔的话。"

"你必须原谅这种比较，但这听起来很像你在描述自己。"

"我知道你在说什么，"亚历克斯说，"我知道我所说的一切都适用于我，只是感觉不同。我的意思是，我永远不能对她说我对自己说的话，我爱劳拉。"

我问她："如果你爱她，亚历克斯，你会对她说什么？"

亚历克斯在这周思考了这个问题，当她回来的时候，她说她一直在练习自言自语，"就像我是一个我在乎的人一样。"她说。有时她甚至觉得自己很在乎自己，也觉得有人在关心她。"说这些感觉很奇怪，"她说，"但我开始觉得我的工作不是让自己陷入困境。"

我问她一直在想些什么，尤其是在会引发她自我厌恶的情况下。

我告诉自己犯了错，没关系。有一天，我在开车去学校的路上对我的孩子们失去了耐心，我听到那个熟悉的批评的声音说：你为什么不能再等几分钟？现在你把大家的日子都毁了。

我回答了那个声音，我说："因为今天早上，尽管我很想这么做，但我就是做不到。也许这一天还没毁掉，还没有。"我真的笑了。我知道我不是一个完美的母亲，我可以接受，但我也不是灾难。

　　大多数时候，我们犯的思维错误只适用于我们自己。由于一些不完全清楚的原因，我们几乎总是对自己比对别人更严厉。如果同样的事情发生在别人身上，我们很少会做出同样的解释。

　　对我们许多人来说，练习一种更温和的自言自语的方式，一开始会觉得很奇怪。我们可能已经习惯了对自己苛刻，以至于我们认为自己应该被这样对待。通过练习，一种更友善的方法会让你感觉更自然。

　　现在，选择过去一周你记录的另一件事，用下面的"挑战你的想法"表格来检查你的想法。

事件：　　　　　　　　　　想法：　　　　　　　　　　情绪：

　　　　与你的想法相符的证据　　　　　　　　与你的想法相反的证据

　　在审核证据时，请考虑以下几点：

　　　1. 我是否忽略了任何与我的想法相矛盾的证据？

　　　2. 有多大的可能性我看到的比实际情况更糟？

　　　3. 如果我在乎的人有这样的想法，我会对他们说什么？

　　基于你对证据的研究，你会以任何方式修改你的想法以更好地符合你提出的证据吗？如果是，请写在下面。

一个更基于现实的想法是：

_____

_____

_____

焦虑和抑郁中常见的思维错误

　　到现在为止，你可能已经开始意识到你思维中反复出现的错误。虽然每个人的想法都有些独特，但在上一章中，我们考虑了出现在抑郁和焦虑中的可预测的主题。在考虑每种情况下的常见思维错误时，让我们重新审视这些主题。

抑郁症

　　正如我们在亚历克斯身上看到的，正如亚伦·贝克和他的同事在他们的抑郁症认知治疗手册中描述的那样，抑郁症与对自己过于消极的想法有关。我们可能会假设我们失败，或者如果我们真的失败了，那是因为我们在某些基本方面有缺陷。当事情出错时，我们会把它看成是针对个人的，并可能认为我们总是会把事情搞砸。

　　如果你在面对抑郁症，根据事实，寻找你对自己的想法比需要的更严厉的迹象。当我们仔细审视我们与抑郁症有关的想法和假设时，常常发现它们是毫无根据的，或者充其量只是松散地基于现实，也要寻找那些以"我应该"开头的想法。这些想法往往是沉重的，没有现实依据的。

亚历克斯发现自己在做一些"应该"的声明，而这些声明是直接冲突的。当黛安娜问她，她先是对自己说："我应该花更多的时间在工作上。"这周晚些时候，她发现自己在说，"我应该花更多的时间和我的女儿们在一起"。她意识到，如果不使用魔法，她就不可能在不牺牲另一个的前提下满足其中一个要求。

作为一种更现实的选择，亚历克斯修改后的想法是：这是我生命中忙碌而又费力的一段时间，我希望我有时间把每件事都做得完美无缺，但世界不是这样的。

记住，质疑我们消极想法的目的不是让自己相信没有什么是我们的错，相反，我们想更清楚地看到自己，包括缺点和所有的一切，我们可以练习把我们的不完美看作我们自身的一部分。在这个过程中，也许我们可以不那么严肃地对待自己，开始把自己当作一个完整的人来看待。

如果你曾感到沮丧，请将你在思考中意识到的错误总结在下面，是什么使你认识到它们是错误的？

例如：我认为，人们一旦了解我，就不喜欢我了，尽管有很多证据表明我的朋友喜欢我，比如本周有两个人给我发短信，说要在一起。

_____

_____

_____

焦　虑

当我们高度焦虑时，往往倾向于高估我们所害怕的事情发生的可能性。例如，在恐慌症中，我们常常（错误地）认为恐慌会导致昏厥或窒息。我们还可能认为，恐慌会让我们做出一些危险的事情，比如冲动地从桥上跳下去，而我们的本能是在恐慌时远离危险。如果我们害怕坐飞机，则可能会惊讶于实际风险是多么小。

想想那些让你感到焦虑的事情。在你的信念中，你有没有发现一些与你所害怕的事情有关的错误？

例如：当我有身体症状时，我通常认为这是可能发生的最严重的疾病，而不是更良性的疾病（到目前为止，情况一直如此）。

_____

_____

_____

_____

我们也可以夸大我们害怕的结果的代价。例如，在社交焦虑中，我们通常认为表现出尴尬是很糟糕的（比如脸红），但有证据表明，人们实际上对脸红的人很友好。我们也可能会一次又一次地退缩，因为我们记得我们说过的一些愚蠢的话，并想象着其他人还在考虑这件事。实际上，他们很可能已经把视线转移到其他事情上了，就像当别人犯了社交错误时，我们也会这么做。

你是否注意到有些你害怕发生的事情可能比你想象的更容易处

理？把你的想法写在下面的空白处。

_____

_____

_____

_____

　　最后，我们可能会发现，我们对自己的焦虑有着无法检验的信念。正如前一章所讨论的，我们经常害怕自己的恐惧，认为如果我们太害怕，我们将"无法应对"，或者非常害怕是危险的。我们常常认为，如果我们面对恐惧，就会不知所措，而恐惧会以某种方式摧毁我们。

　　如果我们所害怕的事情并不是真正危险的，那么事实上，面对它的风险是最小的。恐惧本身是不愉快和不舒服的，但并不危险。当我们进入第6周的时候，要记住这个事实，它的重点是面对我们的恐惧，知道恐惧并不危险可以激励我们去面对我们所害怕的。

　　你是否在思考自己的恐惧时发现了错误？是什么使你认为这些想法是错误的？

_____

_____

_____

_____

识别你的核心信念和恐惧

　　上周，我们研究了核心信念和核心恐惧的概念。亚历克斯记录了她几次令人沮丧的想法，她确定了以下核心信念：

亚历克斯的核心信念图

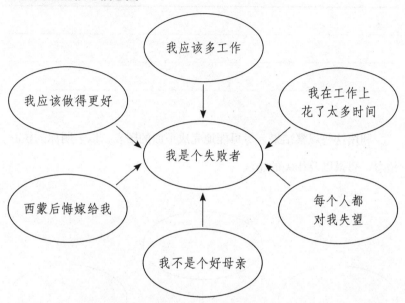

当亚历克斯开始意识到她的想法中有一个熟悉的评价时，她就更容易看出自己在想什么，也更容易打消自己是失败者的念头。过了一段时间，她几乎不需要把自己的想法正式记录下来——她可以"随时"调整自己的想法，以适应更现实的想法，她甚至对自己的负面想法做出了一个简短的回应。"有人又在对我撒谎了。"她会对自己说，提醒自己不要相信这种想法。有时，她会改变这些想法，而有时，她只是无视这些错误的想法，继续前进。

我们每个人都能确定自己的核心信念和恐惧。你到目前为止所观察到的你的想法，你的思想记录中出现了哪些共同的主题和错误？

_____

_____

_____

_____

利用这些观察结果，尽可能地完成下面的图表，以表明你的核心信念、恐惧以及相关的想法。

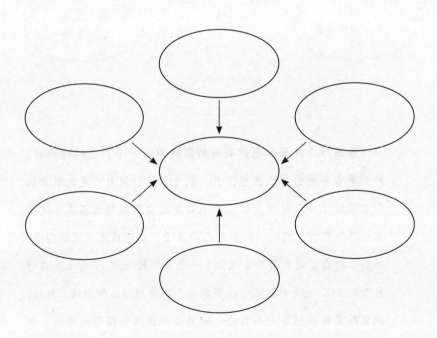

随着时间的推移，我们会想出一种精简的方式来回应我们的想法，因为我们越来越善于摒弃它们，并找到更准确的替代方案。现在，我鼓励你继续完成挑战你想法的表格。有组织的练习是很好的学习技能的投资，本周，选择三个触发事件，并完成每个事件的挑战性思维形式。

这周，我们以你上周的工作为基础，开始积极地挑战任何误导你情绪的想法，你还将继续执行两周前开始的活动日程安排。

你现在已经完成了这个为期7周的项目的一半，做得很好。希望到目前为止，你已经开始从你投入的时间和精力中获益。

在接下来的几周，我们将继续做你已经做过的事情，下周我们还将开始讨论有效管理时间和完成任务的方法。

花点时间反思一下目前的情况。进展顺利吗？你还在哪里苦苦挣扎？在你目前正在做的事情中，哪些对你来说是最重要的？

把你的想法和感受写在下面的空白处。

活动计划

1. 完成你计划的五项活动。

2. 本周完成一份有挑战性的三种情况的思考表格。

3. 现在就计划完成第5周。

Week five
第5周 | 时间和任务管理

上周，你继续计划愉快而重要的活动，并开始积极地面对那些无益的想法。本周，我们将继续学习这些技巧，我们还将讨论如何管理好我们的时间，有效地完成任务。

回顾你计划完成的五项活动列表，它们进展得怎么样？在下面空白处记录所有突出的内容。

_____

_____

_____

_____

_____

从你的清单中再选择五项要在下周完成的活动，仔细考虑要做哪些，不要害怕挑战自己，做一些最难的事情。很有可能，越困难的活动越有回报。

活动1：

活动2：

活动3：

活动4：

活动5：

　　像往常一样，在你的日历上计划具体的时间来做你的活动。

　　最后，回顾你完成的"挑战你的想法"的表格。在下面的空白处，总结一下你注意到的思维错误（如果有的话），它们围绕着一个核心主题吗？

　　我们将继续研究你的思维模式。如果你很难挑战你的想法，考虑复习第4周。在接下来的一周，至少完成一个挑战你思想的表格，如果有必要，再多做一些。

沃尔特的时间管理

　　那是沃尔特大学的春假，他没有和他的朋友们在海滩上度假，而是在我的办公室里。在秋季学期，他与抑郁症作斗争，所以两次不及格。尽管他很想完成，但寒假里他还是没能完成作业，现在他的功课又落在后面了。

"我非常想做好，"沃尔特告诉我，"当我进入这所学校的时候，我的父母都很激动，我在大一的时候表现很好。但在我大二之前的那个夏天发生了一些事情，当9月开学的时候，我感觉自己已经陷入了困境。"

沃尔特的一个朋友在7月突然意外地去世了，死亡对沃尔特来说是一个打击，使他专注于生活中悲伤和可怕的方面。他的家庭也有压力，因为他的父母陷入了经济困难。虽然没有人谈论这件事，但他感觉到他的母亲有酗酒的问题。总地来说，这个夏天对沃尔特来说是一个令人困惑和疏远的时期，他回到学校时感到焦虑和孤独。

沃尔特发现很难完成他的学习。当他坐进图书馆里，拿出课堂笔记时，一股恐惧的浪潮将他淹没。他描述了自己试着复习讲演幻灯片的经历，最终不可避免地会切换到社交媒体上，浏览朋友们的帖子。到图书馆关门的时候，他除了为自己的生活不如朋友们的精彩而感到难过外，仍旧一事无成。他会带着沮丧和不知所措的心情走回宿舍，向自己保证在睡觉前会把作业做完。

在他的房间里，他的大脑会被不理解课程内容和不及格的恐惧情绪所占据，他会把大部分时间花在上网或狂看各种节目上，直到累得无法保持清醒。"我要早起，然后再做。"他会告诉自己。通常他最后都睡得很晚，错过了早上的课程。

到了学期末，很明显，他不可能把所有的东西都做完，他在比较容易的课上勉强得了B—和C+。他得到了其他两位导师的许可，可以在这个学期不完成作业，但前提是他要在寒假完成作业。然而，他继续他的回避模式，拖延的时间越长，他就越难强迫自己去做。

今年春季回到校园后，沃尔特发誓要做些不同的事情。但随着第一轮期中考试的临近，他发现自己陷入了旧有的行为模式。到了春假来临的时候，他又陷入了另一场学术危机，他不知道如何阻止自己的下滑。

抑郁和焦虑对时间和任务管理的影响

就像我们很多人一样，沃尔特的抑郁和焦虑让他很难处理事情。当我们沮丧时，很难找到动力。高度焦虑也没有帮助，因为它们会导致我们逃避我们需要做的事情。焦虑和抑郁都会让我们很难集中注意力，从而影响我们有效解决问题的能力。当我们努力履行我们的承诺时，我们的抑郁和焦虑可能会恶化，延续一个熟悉的循环。

抑郁或焦虑是如何影响你完成任务的能力的？

_____

_____

_____

幸运的是，到目前为止你所做的工作已经介绍了一些相关的技能——本周将以这些技能为基础。例如，当我们讨论行为激活时，我们研究了增加完成活动的概率的方法。当我们发现一些干扰我们有效

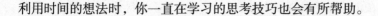

利用时间的想法时，你一直在学习的思考技巧也会有所帮助。

花点时间想想你自己的时间管理，你在管理时间方面最擅长什么？什么策略适合你？

你在管理时间方面是否也有困难？你是否经常感到匆忙，或着觉得你做的每件事都花费太长时间？是否很难决定如何最好地利用你的时间？你有发现自己尽可能把事情拖得很久吗？把你的想法写在下面的空白处。

在接下来的部分中，我们将以你已经做得很好的事情为基础，来解决你在时间管理方面可能遇到的挑战。

时间和任务管理的原则

也许这本书中，管理好我们的时间的原则比其他任何话题都要明显。无论如何，最重要的一点是，你要系统地把这些原则应用到你的生活中。

我们将使用的系统基于将大任务分解为可管理部分的策略。大多数情况下，完成任务的困难在于项目似乎太大了。尝试做一项有挑战性的任务就像跑一场长跑：我们不能一次做完所有的事情，但我们可以一步一步来。

基本方法是：

1. **确定你的任务**：决定你需要做什么。

2. **把你的任务按优先顺序排列**：根据事情的截止日期决定从哪里开始。

3. **计划何时完成任务**：在日历上为每个任务分配一个时间。

4. **坚持完成任务**：没有任何一步比你打算做的事情更重要。

花点时间考虑一下这个方法。你注意到有什么步骤似乎给你带来了特别的麻烦吗？例如，你是否因为每件事看起来都很重要，而你又不知道从哪里开始，所以你很难分清轻重缓急？你是否制订了一个完成任务的好计划，然后又努力去完成它？

_____

_____

_____

_____

_____

_____

_____

_____

使用CBT来解决睡眠困难

当我们睡眠不好的时候，就很难管理好我们的时间并把事情做好。时间管理不善也会影响睡眠。如果你的睡眠受到影响，花点时间改善睡眠是个好主意。

治疗睡眠不良最有效的方法是CBT治疗失眠，简称CBT-I。4~8次治疗对一个人的睡眠有很大的影响。治疗的主要原则是：

☐ 坚持固定的睡觉时间和起床时间。通过有规律的作息，你的身体知道什么时候该睡觉，什么时候该醒来，这样更容易入睡，睡得更香。

☐ 不要在床上花费超过你的睡眠时间。如果你每晚平均能睡7个小时，但你在床上的时间是9个小时，那么你在床上醒着的时间就会是2个小时（可能是因为睡眠不足而感到压力），或者睡眠质量很差。通过减少在床上的时间，我们实际上得到了更多的睡眠。CBT-I的参与者平均多睡43分钟，而在床上少花了47分钟——这段时间我们可以用于其他活动。

☐ 如果你无法入睡，就起床。如果你知道你的睡眠时间不会很快到来，那就去另一个房间做点别的事情（比如阅读或者看你喜欢的节目）。困了就上床睡觉，根据需要重复。与其躺在床上感到沮丧，不如花时间做你喜欢做的事情，这条准则适用于"睡眠窗口"中的任何一点——开始、中间或结束。

☐ 一般避免小睡。当我们白天小睡时，我们的身体对睡眠的驱动力就会降低，这就会使我们很难入睡，晚上也很难睡得很好。如果你要小睡，计划在一天的早些时候小睡，并且时间要短。

☐ 白天晚些时候避免摄入咖啡因。根据经验，午餐后的咖啡因可能会干扰夜间睡眠。根据对咖啡因影响的敏感度，你可能需要更早地避免摄入咖啡因。

□ 记住，糟糕的睡眠不会是一场灾难。当我们睡不着觉的时候，我们很容易感到恐慌，认为我们第二天会"崩溃"。在现实中，我们通常可以充分发挥主观能动性，即使有时我们比平时更困。

如果你仍然难以入睡，可以考虑预约睡眠专家。

充分利用你的时间

我们每个人在生活和每一天中都有固定的时间。我们拥有的时间给了我们无数的机会，这也带来了一个问题：我们如何在给定无限可能性的时间里充分利用有限的时间？

我们每个人都是分配在地球上的时间的受托人，所以我们可能认为时间管理是神圣的工作。虽然时间管理和任务管理是同一枚硬币的两面，但我们拥有的时间是不可协商的，因为显然我们不能创造更多的时间。另外，任务更灵活，因为我们可以现在做、以后做，或者根本不做。

把你的注意力转移到如何花费时间和远离你正在完成的事情上是很自由的，我们可以每天问自己："我怎样才能把这一天过好？只要把时间花在最重要的任务上，全身心投入其中，我们没能完成的事情基本上就无关紧要了。"

如果你发现自己在说"我没有足够的时间"，考虑一下是否可以把注意力转移到尽可能简单地利用你的时间上。如果我们能与我们被给予的时间交朋友，就能把精力集中在充分利用时间上。

对于下面的部分，你需要你的日程表，确保你手边有它。它可以是电子日程表，也可以是复印件——任何适合你的都可以，只要确保里面有你所有的安排，而不是在你生活的不同部分有单独的安排表（例如，单独的工作和家庭安排表）。

识别任务

"你需要做什么？"我问沃尔特。

他摇摇头说："这么多，感觉不可能的。"

"让我们看看是不是这样。"我说。我们一起列出了沃尔特所有未完成的任务，包括去年秋天的未完成任务。他的清单是这样的：

- 完成未完成的任务
- 阅读六章心理学的课本
- 完成六道数学习题
- 做两个心理学入门实验
- 撰写历史论文

当我们一起看他的清单时，沃尔特说他对此有复杂的感觉。一方面，这似乎是一个难以置信的工作量。另一方面，这看起来比他想象的要少。在他把它们写下来之前，它就像无数的东西，而现在它是一个令人畏惧的但任务有限的列表。

当我们落后时，第一步就是简单地列出我们必须做的事情。一般来说，把事情写在纸上比用脑子想容易得多。选择你需要在未来一到两周内完成的活动，你可以把同样的原则应用到以后的长期目标上。这个清单不需要包括日常的活动——睡觉、洗澡、吃饭等，除非你没有时间做这些。

如果你一直在努力把事情做完，那么把你需要完成的事情列在下面。在这一点上，不要担心将任务分解成可管理的部分——这一步将在稍后进行，现在将第一列和最后一列留空。

顺序	任务	截止时间
——	——	——
——	——	——

现在，花点时间回顾一下你的清单，突出的是什么？你看完之后感觉如何？

_____

_____

确定任务优先级

沃尔特和我回到他的清单上，考虑他应该从哪里开始。"我想在春假期间完成这些未完成的工作。"他说，这意味着他需要在3月底之前完成它们。我们依次检查了每一项，并写下了他需要或想要完成的日期，这些日期决定了他处理每一个项目的顺序。

1. 完成未完成的任务（3月18日）

5. 阅读六章心理学的课本（4月6日）

3. 完成六道数学习题（3月30日）

4. 做两个心理学入门实验（4月2日）

2. 撰写历史论文（3月23日）

回到你的任务列表，每一项都需要在什么时候完成？把日期写在每一个任务的旁边。根据这些日期，为每个任务分配一个序号，需要完成的第一个任务用1表示。

计划和完成任务

　　根据他的优先级列表，沃尔特知道他会先专注于他完不成的课程。可以理解的是，他发现"完成未完成的工作"的想法是难以应付的——"我从哪里开始？"他想。正是这种感觉使他从一开始就无法完成。

　　所以我们一起把这个大任务分解成小任务。我们首先列出了他每门课需要做的事情，我们把更大的任务进一步分解成沃尔特觉得可行的步骤：

完成未完成的任务

生物	历史
研究论文	读后感1
● 回顾主题和研究文章	读后感2
● 总结现有研究	论文定稿
● 描述突出的问题	● 列提纲
● 描述建议的答案#1	● 选择资源
● 正面证据	● 简介
● 反面证据	● 第一节
● 描述建议的答案#2	● 第二节
● 正面证据	● 结论
● 反面证据	
● 结论	

看看你要完成的第一个活动，把它分成更小的部分会有帮助吗？或者它看起来像是一个现实可行的解决方案吗？如果你需要把活动分成更小的子任务，请使用下面的空格：

任务：

子任务：

如果您需要对列表中的其他项目执行相同的操作，请使用本章末尾的分解任务表单。

由于沃尔特计划完成他的未完成部分，他为他需要完成计划的每一部分设定了日期，最后的截止日期是3月18日。我们在3月12日做了计划，所以他的计划是这样的：

完成未完成的任务

生物 –3/16	历史 –3/18
研究论文	思考论文1 –3/13
● 回顾主题和研究文章 –3/12	思考论文2 –3/13
● 总结现有研究 –3/13	论文定稿 –3/18
● 描述突出的问题 –3/13	● 列提纲 –3/14
● 描述建议的答案#1 –3/13	● 选择资源 –3/14

续表

生物 -3/16	历史 -3/18
● 正面证据 -3/14	● 简介 -3/15
● 反面证据 -3/14	● 第一节 -3/16
● 描述建议的答案#2 -3/15	● 第二节 -3/17
● 正面证据 -3/15	● 结论 -3/18
● 反面证据 -3/15	
● 结论 -3/16	

我问沃尔特这个计划是否可行，他对自己完成每项任务的能力有什么顾虑吗？我们从那天晚些时候的计划开始。他曾说过，他想为历史课写一篇读后感，复习他的生物主题和他选择的研究论文。沃尔特说："这篇论文只有一到两页纸，而且是关于一个我很熟悉的话题，所以我不认为这是一个问题。我只需要回顾一下我在生物课上选择的主题，再看一遍研究论文。所以，我想我能做到。"

如果你将任务划分为子任务，请根据任务需要完成的时间来决定何时需要完成每个子任务，从整个任务的到期日期开始向后工作，将日期添加到子任务列表中。

计划阶段的最后一步是将这些项目放入沃尔特的日程表。他还做了其他的事情，比如3月17日和家人一起出去吃饭，他把完成每项活动的时间都画了出来。起初，他不愿意为每项任务分配特定的时间，他说过去不是这样工作的。我们讨论了对他的日程安排进行详细说明的利弊，他同意本周尝试一下这种新方法。

你为自己设定的每一项任务都需要一个特定的时间来完成，利用上面你为自己列出的第一个任务清单，在你的日历上找一个地方标注你将要完成的时间。如果你已经将任务分解为子任务，那么为每个子任务安排时间。对列表中的每个任务重复这个过程。如果你的日程表发生了变化，你可以把任务转移到另一个时间（例如，出现了新的家庭任务）。

有时候这种方法会让你觉得过于结构化，尤其是当你习惯了更灵活的日程安排时。如果你对这个计划感到害怕，可以考虑尝试几天，完成限定数量的任务。计划在特定的时间完成一些任务，在更灵活的时间框架内完成其他任务（例如，在某一天），看看事情进展如何。这样，你就有了比较任务管理的结构化方法和非结构化方法的基础。

花点时间回顾一下到目前为止的过程，你觉得这个方法怎么样？把你的感受写在下面的空白处。

_____

_____

_____

最后一步是遵循你为自己制订的计划。如果你已经确定了工作的优先级并进行了计划，那么大部分工作都已经完成了。在接下来的一周，仔细记录你计划什么时候做事情，可能的话，在指定的时间完成每一项任务。如果你不能按计划完成某件事，那就换个时间。

餐前准备

如果你看过烹饪节目，就会知道厨师们事先准备好了所有的食材——这个过程在法语中叫作"mise en place"（发音为"meez on ploss"）。它的意思是"把东西放到位"，然后再开始烹饪。当需要烹饪时，厨师只需要在适当的时间添加各种配料。同样地，我们也可以用这种方法来实践我们的任务管理，在执行任务之前，我们准备好何时以及如何完成任务。虽然这需要提前花时间，但从长远来看，它可以节省时间，因为我们可以更有效率地工作，压力更小。

为成功做好准备

完成任务的计划相对简单：选择、优先级排序、计划和完成。要是总是那么容易就好了！当我们感到焦虑和沮丧时，很多事情会阻碍我们顺利地按照自己制订的计划行事。让我们在一般方法的基础上，结合使你成功的策略。

创建可管理的模块

对于每一项任务，沃尔特都问自己是否觉得自己能完成。当我们在规划他的历史论文时，他一度说："我不知道如何写这篇论文。"他解释说，写一篇论文的想法是巨大的，就像他无法用双臂或思想去拥抱一样。

"你知道怎么写提纲吗？"我问他。

"是的，我能做到，"他说，"但在过去，我从来没有这样做过——我可以一边做一边把它们组合起来。"

我们简短地谈了一下接受这个事实：目前，他以前的工作方式对他不起作用，他同意需要把任务分解。每走一步我都会问他你知道怎么做吗？意思是你对如何开始有一个清晰的想法吗？如果他不这样做，我们会努力把任务分成更小的部分。

当我们看他写论文的计划时，他说："我觉得像这样把所有的东西都写出来有点傻。我的意思是，我写论文已经很多年了，但这确实让它看起来更容易。"

当我们在一开始就遇到困难时，有些任务就像试图在没有梯子的情况下把飞盘从屋顶上拿下来。我们站在那里盯着飞盘，想让自己飘浮起来。我们不能飘浮没有错，我们只需要一个梯子，梯子把10英尺的空隙变成一系列1英尺的空隙。

对于任何你为自己计划的任务，看看它是不是你可以相对容易地迈出的一步。例如，如果你正在努力完成工作中的一个大项目，你是否已经把任务分解成足够小的步骤，以至于你清楚地知道如何完成每一个步骤？或者如果你在处理家里的事情上落后了，你知道从哪里开始吗？

现在花点时间想想你一直在努力完成的一个项目，把它写在下面的空白处。

_____

_____

_____

_____

你需要把它分成更小的步骤吗？如果是这样，步骤应该是什么样的？

把它们写在下面的空白处。

活动1：_____

活动2：_____

活动3：_____

活动4：_____

活动5：_____

活动6：_____

回顾你确定的步骤，每个都觉得可以管理吗？如果有必要，把每一步都分成更小的步骤。

实事求是地把握时间

计划成功最重要的步骤之一就是给自己足够的时间去完成任务。我们很容易对自己在给定的时间内能完成的事情过于乐观，如果我们没有完成，或者不得不匆匆忙忙，不能把工作做到最好，我们就不会

我试试看

　　"尝试"这个词可以有非常不同的含义，这是我从罗布·德鲁贝斯博士（Rob DeRubeis）那里学来的，他是我在研究生院的治疗导师之一。根据《韦氏词典》，这个词的真正含义包括努力和行动。例如，人们试图攀登珠穆朗玛峰，有时候我们说"我试试看"，当我们的意思接近"我想要"或"我希望"时，例如："我明天尽量去健身房。"如果你发现你自己说你会尝试，请注意你的意思是主动意义上的，还是希望意义上的。你越积极地尝试，就越有可能成功。

对结果感到满意。

　　当你计划你的任务时，仔细考虑每一项任务可能会花费你多长时间。注意不要计划某件事情"应该"花费多长时间，而是计划它可能花费多长时间。例如，我可能会对自己说我应该能在45分钟内逛完一家杂货店。但如果我回想一下，就会发现我最近去商店总是要花至少1小时15分钟，因为我没有考虑到排队和把杂货放在家里的时间。如果我们感觉总要花很长时间才能做完某件事会令人沮丧，如果你注意到你低估了事情会花费你多少时间，下次你安排任务时就使用这些信息。

设置闹钟和提醒

　　对于你计划要完成的任务，确保要设置闹钟和提醒，告诉你什么时候去做，"我要做的就是确保我记得"是一个让人忘记的秘诀。当我们感觉良好时，"记住要记住"已经够难的了，当我们感到焦虑和沮丧时，更是如此。

其实可以采取不同的方法，一个可靠的方法是把预约标注在手机上的电子日历中，并打开通知功能，这样手机就会发出警报提醒你。把你的手机放在身边，打开闹钟，这样你就不会错过提醒。

另外，当闹钟响起时，一定要立即完成任务。如果由于某种原因你不能完成任务，一定要设置另一个提醒。如果你发现自己在说"我要把我现在正在做的事情做完，然后开始做那件"这样的话，停下来去设置另一个提醒。否则，这就像根本不设闹钟一样，因为你很容易被其他事情吸引而忘记你的计划。

建立问责制

"我还需要联系我的院长，"沃尔特说，"她告诉我这学期要不断保持更新，自从我退步了，我就一直躲着她。"他停顿了一下，"我也一直在回避我的教授和我的导师。我想让他们知道事情的进展会更好，但这也提醒他们，我并没有完成任务。"

我们制订了一个计划，让沃尔特那天晚上通过电子邮件与他的每一位老师联系。他很紧张，我们一起写了一篇谈话提纲，他觉得最大的挑战是联系他有点害怕的院长。他不相信自己一个人的时候会继续给她发电子邮件，所以他在我的办公室里写好并发了这封电子邮件。

我们在第2周讨论行为激活时讨论了问责制的重要性，同样的原则也适用于这里。如果我们让别人知道我们的计划，就更有可能完成它们。

当我们努力履行自己的责任时，常常会避免与那些可能对我们感到失望的人接触：教授、老板、客户、配偶。我们可能会告诉自己，他们不需要知道发生了什么，直到我们能够赶上来，或者因为我们已经很久没有联系了，现在与他们交谈将是非常不舒服的。在绝大多数情况下，如果避免与我们要负责任的人接触，失去的要比得到的多。

在你的生活中，你是否需要和那些你一直回避的人保持联系？如果是，请在下面的空白处写下这些人是谁。

_____

_____

_____

_____

如果是时候和这些人联系了，圈出你这周要联系的人，并在日历上写下你什么时候联系他们。

决定开始

很多时候，我们阻止自己开始一个项目，因为我们不知道该怎么做。例如，我经常拖延写电子邮件，因为我不知道我要说什么。然而，一旦我们决定开始一个项目，就要给自己一个机会去弄清楚它。如果等到知道如何去做一件事，我们可能永远不会开始，因为弄清楚如何去做是任务的一部分。

我们可能会推迟开始或大或小的任务，因为我们不知道我们到底要做什么。在你自己的生活中，有没有因为不知道如何完成而推迟开始的任务？如果有，请在下面的空白处填写。

圈出本周你想开始的任务，并把它们添加到你的日程表中。

奖励自己

当事情带来回报时，我们更有可能去做。尽管完成活动本身是有回报的，但我们可以通过为实现目标寻找小的回报来帮助自己。

作为一个乐于从事政治的人，沃尔特对自己的奖励是在工作45分钟后，停下来读两篇新闻文章，他从工作后可以期待做其他事情获得额外的动力。他知道自己一次只需要工作45分钟，这也进一步将他的工作分成了感觉可行的部分。

想想你可能会给自己的工作小奖励的方法，比如零食、娱乐、放松、社交——尽可能地发挥你的创造力，找到适合你的东西。警告：避免容易上瘾的活动，比如玩电子游戏或看电视，把奖励妨碍你重新投入工作的风险降到最低。此外，一旦你回到工作岗位，立即取消奖励——例如，关闭你的Web浏览器，或将饼干还给橱柜。

腾出空间

    沃尔特一回到学校，就发现几乎不可能在宿舍里工作，他的室友经常让人分心，其他经常过来的学生也是如此。即使只有他一个人关着门，他也会被各种各样的东西吸引：电视、电子游戏、音乐。他意识到他需要在图书馆这个安静的地方做功课来提高效率。

    当我们拥有我们需要的空间时，无论是物质空间还是精神空间，我们都能工作得很好。我们可以通过组织工作区域来规划物理空间——无论是办公室、厨房还是车库。规划首先要花时间，最后能够节省时间。

你是否需要规划你的工作空间，以便更容易地完成工作？把你的想法写在下面的空白处。

    我们还需要精神空间来做好工作，这意味着消除不必要的干扰。例如，如果你正在处理一个复杂的电子表格，可以考虑关掉电子邮件，关掉手机，这样就不会被打扰了。

当你想要有效率的时候，什么会让你分心？有没有办法让你的环境不再有分心的事物？把你的想法记录下来。

练习接受

也许最重要的是，一种接受的态度会对事情产生重大的影响。首先，我们需要接受的是，有时我们很难遵循计划。困难并不意味着我们应该放弃这个计划，相反，有价值的事情往往是困难的。与其从困难中退缩，不如拥抱困难。这很难，但是我们可以克服困难，而不是逃避困难。

我们也可以接受我们将要面对的恐惧，抗拒逃跑的冲动是不舒服的。我们可以问自己，我愿意去做对我来说重要的事情有多不舒服？通常，我们可以通过接受不舒服来减轻痛苦——不再抗拒痛苦，而是重新认识到这是我们目前需要做的一部分。

当你遇到自己的极限，想要逃避时，你能对自己说什么来鼓励自己接受不可避免的不适呢？

在接下来的一周里，把你计划好的活动完成。我还鼓励你在制订计划的过程中，从成功的策略中选择两到三种。在你练习新技能的时候，一次专注于有限数量的策略可以帮助你集中注意力。

在下面的空白处写下你计划关注的策略。

1. _____

2. _____

3. _____

障碍以及如何消除它们

如果你在努力完成任务，可能会有障碍阻碍你。幸运的是，我们所讨论的这些因素对克服它们非常有帮助。

我在拖延

我们大多数人有时会推迟做事。有时候，我们清楚地知道我们需要做什么，然后拖着没做。其他时候我们要做一个决定，但是我们推迟了，不管怎样，我们都在拖延。

你是否经常推迟某些任务？如果是这样，是什么导致你推迟做这些事情呢？当你拖延的时候你感觉如何？

_____

_____

_____

我们为什么要拖延？通常有两个原因，要么我们害怕自己做得不好，要么我们觉得这个任务令人厌恶。我们可以多做一些事情来减少我们的恐惧，使任务更有吸引力，可以对抗拖延症。

除了练习我们上面看到的几个因素之外——练习接受我们害怕的事实，增加我们的责任感，奖励自己，或者把任务分成更容易处理的部分。我们还可以利用第3周和第4周的工具来解决鼓励拖延的想法，例如，我们可能会告诉自己，拖延在某种程度上是有帮助的，或者我们"只是想放松一下"——尽管我们中的大多数人并没有从拖延中得到很多乐趣。

当沃尔特在逃避做他必须做的事情时，他会对自己说：现在做这件事太难了，以后做起来会更容易。然而，他发现事情很少会变得更容易——他终于在最后临近期限的时候绝望地完成了任务。他得出了一个基于现实的想法：我可能永远都不想做这个任务，所以我最好现在就处理它，而不是继续害怕它。

你是否意识到你告诉自己关于拖延症的事情可能不是这样准确？如果是这样，你告诉自己什么会有帮助呢？

注意缺陷多动障碍

　　根据DSM-5，在注意缺陷多动障碍（ADHD）中，注意力、任务完成、守时和拖延等问题也很突出。虽然本章介绍的许多相同的技巧都用于治疗ADHD，但它们并不是针对这种情况的独立治疗。如果你患有注意力缺陷多动症以及抑郁症和焦虑症，可以考虑和心理健康专家谈谈对你最好的治疗方法。

守　时

　　当你需要去某个地方的时候，你经常迟到吗？守时是一项在截止日期前要完成的任务，本章所述的时间和任务管理原则同样适用。如果你想提高你的守时率，试着使用闹钟和提醒，要有时间观念，要有责任感，并对自己的准时给予奖励。

我不知所措

　　当我们落后时，会常常觉得有很多超出了我们能力范围的事情要做。如果我们把所有没做的事都记在心里，自然会觉得太多了。练习把你现在的任务当作你唯一要做的事情，因为当你在做的时候，它是你唯一要做的事情，你甚至可以练习告诉自己这是现在唯一要做的事情。

　　确保每项任务都是可管理的，并且知道你已经为每项任务分配了特定的时间，这也能帮助你减轻压力。同样地，从你的环境中去除不必要的干扰可以提供更多的精神空间。

最后，我们可以问自己一个重要的问题：这一切都必须完成吗？当你感觉必须这么做时，你可以问自己我真的要这么做吗？如果我不这么做会发生什么？有时答案会是：是的，事实上，我真的需要这么做。其他时候，我们可能会决定，尽管我们很想完成一些事情，但这对我们的幸福来说是不值得的。

我没有动力

做事没有激情，要么是因为任务没有吸引力，要么是因为我们缺乏完成它的动力。这就像我们的脚踩在刹车上，而我们的加速器不能工作。我们可以把脚从刹车上松开，让任务变得不那么令人不快，比如把它分解成可管理的小块。我们也可以通过奖励自己让我们获得工作的动力，值得庆幸的是，当我们获得奖励时，动力就会建立起来。

你发现什么增加了你完成任务的动力？

我应该能做到

有时，我们可能会抗拒使用时间和任务管理策略来帮助我们承担自己的责任。我们可能会对自己说，"这不应该这么难"或者"我只是想强迫自己去做"。

在这方面，一种接受的心态是非常有益的。当我们接受事物本来的样子时，就会敞开心扉去使用那些能帮助我们摆脱困境的工具。

你是否注意到自己对于使用本章提供的工具来帮助你完成任务有一些疑虑？如果你依靠这些策略，写下你认为它意味着什么。

在本章中，我们首先回顾了前几周的技巧，然后，我们在这些技巧的基础上构建了一个完成任务的总体大纲。我们还研究了如何完成任务，以及如何消除常见的障碍。完成我们为自己设定的任务可以在减少我们的焦虑和抑郁方面发挥很大的作用，当我们的焦虑和抑郁减少时，处理事情就变得更容易了。

花点时间考虑一下你现在的情况，这个项目已经进行五周了。进展顺利吗？你是否还在继续奋斗？包括对本章所述材料的任何反应。我们将在第6周见，那时我们将一起面对你的恐惧。

活动计划

1. 安排并完成你的五项活动。

2. 至少完成一份挑战你思想的表格。

3. 完成本周计划的任务。

4. 从本周开始，选择两到三个策略来实施。

5. 计划一个时间来完成第6周。

分解任务

任务：_____

　　子任务：_____

　　　　　　_____

　　　　　　_____

　　　　　　_____

任务：_____

　　子任务：_____

　　　　　　_____

　　　　　　_____

　　　　　　_____

任务：_____

　　子任务：_____

　　　　　　_____

　　　　　　_____

　　　　　　_____

任务：_____

　　子任务：_____

　　　　　　_____

　　　　　　_____

Week Six
第 6 周 | 直面恐惧

上周，我们讨论了时间和任务管理，包括完成任务的结构化计划以及克服常见障碍的方法。

我们现在准备好处理这个项目的最后一个主要任务：如何面对你的恐惧。但首先，让我们回顾一下前几章的一些熟悉主题，看看过去一周的进展情况。

上周你有三个主要目标：继续完成愉快而重要的活动，解决有问题的想法，想办法管理你的时间和任务。

希望到目前为止，你的活动已经完成得很顺利了。如果你还在挣扎，回到第2周，根据需要回顾那些原则。在下面的空白处，简要回顾一下过去一周你在这方面取得的成功和面临的挑战。

_____

_____

_____

_____

_____

在接下来的一周，继续完成你清单上的活动。如果有一些你还没有完成的任务，考虑把它们添加到你的日程表中。另外，选择3天来使用每日活动表单记录你的活动。

在过去的一周，你有没有发现自己在想一些没有事实依据的事情？在下面空白处记录你注意到的并提出挑战的想法。

现在，你可能已经到了可以更有效地排除想法的时候了，而不需要进行充分的证据收集工作。对这些想法有一些回应通常是有帮助的，例如，在第4周，我们看到当亚历克斯发现自己有一个错误的想法时，会说有人又在骗我了。其他可能性包括：

1. 这就是我的想法。
2. 好吧，回到现实中来。
3. 谢天谢地，那不是真的。
4. 并不是你所想的都是真的。

选择是无穷无尽的——只要找到一些能与你产生共鸣的东西。在接下来的一周，继续注意你的想法是否对你有帮助。如果你不能轻易地排除一个令人烦恼的想法，那就计划完成一个挑战你想法的表格。

如果你计划使用特定的时间和任务管理策略来完成一些任务，你对自己制订的计划执行得如何？是否有比预期更糟或更好的事情发生？如果你很难坚持自己制订的计划，那么是什么阻碍了你呢？

_____

_____

_____

_____

如果你发现自己在挣扎，考虑复习第5周。你可以返回到有关障碍的部分，看看它们是否适用。如果适用，回顾一下任何可能消除障碍的方法。

在接下来的一周中，继续按照计划来排列优先级和安排任务。你可能需要反复尝试，并变得更有效率。当你发现什么对你有用时，要对自己有耐心。

面对恐惧

"我意识到，在某种程度上，这种恐惧已经影响了我生活的方方面面。"

朱莉（Julie）在七年级时第一次经历了社交焦虑。现年27岁的她，已经与社交焦虑抗争了很久。当她告诉我她所害怕的所有社交场合时，很难相信她就是坐在我面前的这位自信、口齿伶俐、幽默感强的年轻女士。

"不总是这样，"她告诉我，"我知道你不会对我品头论足的。每当我和一个可能认为我很愚蠢或者很笨拙的人说话的时候，奇怪的是，我知道我不愚蠢也不笨拙。我是说，我现在知道了。但是，只要我和一个陌生人在一起，或者我必须在一群人面前讲话，或者是约会，我就卡住了。就像聚光灯对准了我，有人递给我麦克风，我却忘了准备我的演讲。"

她从上大学开始就在一家初创科技公司工作，她的出色表现得到了认可。凯文（Kevin）是她团队的资深成员，他表示对她的创新想法印象深刻，并鼓励她在团队会议上畅所欲言。尽管朱莉尽了最大的努力，她还是不能主动地在团队面前提出自己的想法。当凯文问她为什么在会议上没有更多的发言时，她感到很羞愧，她不得不承认，当她在一群人面前发言时，她很难保持自信。当凯文在会议上问其他人有什么建议时，她能感觉到他在看着她。她常常感到自己被夹在他温和但持续不断要她发言的压力下，她感到自己患有社交焦虑症。

最近，凯文告诉她，他想向她推荐一个令人兴奋的新项目，但他担心她领导团队的能力。朱莉私下里松了一口气——她对领导一个团队有很大的担忧，尤其是在团队前面讲话的部分。与此同时，她想在自己的领域有所提升，这将是一个很好的机会。此外，她没有约会，也因为她的社交焦虑，所以她在工作中需要更大的挑战。她又一次陷入了困境：一方面想要逃避那些让她感到害怕的社交场合，另一方面又被困在现实水平比较低上。

在这一章中，我们将讨论如何面对像朱莉一样的恐惧。当她与社交焦虑作斗争时，我们将讨论的原则适用于所有类型的恐惧。

我们将重点介绍的技巧基于这样一个原则：克服恐惧最有效的方法是将自己暴露在引发恐惧的环境中。因此，这种治疗方法被称为暴露疗法，暴露疗法是用来面对我们真正害怕的情况。

如果你正在与主要的恐惧作斗争，那么到目前为止你所做的认知工作将会很有帮助。挑战我们恐惧的有效性是面对恐惧的关键一步，它不太可能消除我们的恐惧，但一旦我们意识到我们的恐惧可能是没有根据的，我们往往更愿意直接面对它们。

花点时间想想自己的恐惧，在下面空白处写下你的主要恐惧障碍，这些恐惧会阻碍你充分享受生活吗？

面对恐惧的原则

在最初的几次会议上，朱莉和我制订了一个计划，朝着她的目标迈进。我们研究了她对社交场合的想法，尤其是她对特定场合的事情进展情况的预测。随着时间的推移，她意识到可能没有她想象的那么可怕。例如，即使人们做了一些有点愚蠢的事情，她也不会严厉地批评他们，所以她没有理由认为其他人会尖锐地批评她。

在这一点上，朱莉是时候直接面对她的恐惧了。我们首先回顾面对恐惧的原则，为什么做一些我们知道会让我们不舒服的事情？

焦虑下降

如果我们每次面对恐惧时都感到同样的恐惧，那就很难这么做了。如果我们不必受苦，为什么还要受苦呢？恐惧是基于对危险的预期。当我们面对一个可怕的情况，实际上并没有什么不好的事情发生，我们的大脑就会获得关于这种情况的新信息。这样，当我们面对恐惧时，恐惧就会减少。一般来说，我们不需要说服自己变得不那么害怕——只要做我们害怕的事情，事情就会变得更容易。

例如，我曾经非常害怕蜘蛛。有一年秋天，一只巨大的圆球蜘蛛在我车库的门框上结了网。每天早上，我都会在穿过车库的路上遇见那只蜘蛛。头几次看到它时，我真的很紧张，并以最快的速度从它身边走过，有一半的想法认为它会跳到我身上。几周后，我对蜘蛛的恐惧减少了，甚至对它感到友好。当它停止在那里织网的时候，我真的很遗憾，我再也没有看到过它。在那次经历之后，当我再一次看到蜘蛛时，就不再那么害怕了。

想象一下你面对恐惧的时候，恐惧减轻了，并在下面的空白处写下它。

克服焦虑，从头开始

几年前，我为罗恩（Ron）提供治疗，他是一个患有恐慌症的中年男子。当我描述逐步直面恐惧的过程时，他给了我一个让我难以忘怀的比喻。

罗恩年轻的时候就有恐高症。20多岁的时候，他在一个小镇做建筑工人，那里的大多数建筑只有两三层楼高，所以他对高度的恐惧不是什么大问题。当他搬到一个城市，那里的工程更大，他知道他会在更高大的建筑物上工作，并担心他可能无法做到。

他的第一份工作就是帮助建造一座16层的大楼，罗恩肯定他得另找一个项目来做。但值得庆幸的是，建筑是从头开始建造的。一开始，他是在地下挖地基，然后在接下来的几个星期里一直在地面上工作。当他们开始建造第二层时，他有点紧张，但很快就习惯了。

第三层不比第二层高多少，很快他就适应了在那个高度工作。"到大楼建到一半的时候，我就知道我会没问题的。"罗恩告诉我，"每次我们爬得高一点，确实需要一些时间来适应，但我有足够的经验可以知道，到第二天或第三天我就会好起来。现在我真的不担心高度了。"

罗恩的经历是曝光的完美应用，你认为是什么原则使他的"治疗"有效？

当面对恐惧时，运用常识

当然，面对恐惧的过程只对那些并不真正危险的事情有用。接近一只愤怒的叮咬的昆虫或毒蛇不会提供一个积极的学习经验！记住：你选择的活动应该是相对安全的。虽然任何活动（甚至是早上起床）都有一定程度的风险，但你所选择的活动不应该比我们日常的活动更危险。

让它进步

朱莉决定，她要让自己变得更好，唯一的办法就是直面自己的恐惧。我们列了一张朱莉害怕的社交场合的清单，并根据她在做这件事时的焦虑程度（从 0 ~ 10）对每一种情况进行打分，活动范围从她已经在做的事情到她难以想象的事情。然后我们把她的活动安排成一个层次，一个简短的版本是这样的：

活动	痛苦程度（0 ~ 10）
在工作中陈述	9
约会	8
和同事朋友出去玩	7
在团队会议上发言	6
和朋友去看电影	5
告诉主管我的想法	4
与杂货店收银员交谈	2

从她的等级结构中可以看出，朱莉的活动对应的焦虑层次从低到高（从下到上），并且在等级之间没有很大的跳跃。理想情况下，我们想要创建一个像梯子一样的层次结构，具有相对均匀间隔的梯级。

再想想自己的恐惧，有哪些活动可以让你逐步地面对它们？把你的想法写在下面。

_____

_____

_____

故意这样做

"我理解曝光的概念，"朱莉告诉我，"当时我们正在计划从哪些活动开始，但我为什么要害怕我已经在做的事情？我的意思是，我并不是从来不在小组会议上发言，而是把我的想法告诉我的上司。"

"你能告诉我你最近一次在小组会议上发言的情况吗？"我问。

"当然，"她说，"凯文让我们每个人都汇报一下我们的项目进展情况。当轮到我的时候，我真的很紧张，但我说了我必须说的话，我觉得我做得很好。"

"通常都是这样吗？"我问她，"当你说出来的时候，通常是因为你不得不说，还是你自愿说的？"

她想了想说："我想只有在真正被期待的时候，我才会这么做。我的意思是，我不会突然说些什么。我担心人们会认为这是一个愚蠢的想法，我应该把它保密。"

朱莉的例子提出了一个重要的观点：为了达到最好的效果，需要有意识地进行曝光。故意无视我们逃避恐惧的欲望，向我们的大脑发

169

出了一个强有力的信息：也许我们不必那么害怕。毕竟如果我故意去面对，会有多糟糕呢？选择面对我们的恐惧比违背我们的意愿去面对它们，或在这个问题上做有限的选择更有效。由于这些原因，暴露从来都不是我们能做的事情，就像强迫一个人去摸一条蛇一样。

想想当你遇到你害怕的事情的时候，它对减少你的恐惧有多大帮助？

在有必要的时候重复这样做

"我做到了，"朱莉在接下来的一周告诉我，"我和一些同事一起出去玩，一切都很顺利，我所害怕的所有重大灾难都没有真正发生。"

"很好，"我说，"你从这次经历中学到了什么？"

"嗯，也许我不应该在这些情况下那么紧张。但话说回来，只有一次，也许我只是运气好。也许和不同的人在一起，或者有不同的话题，或者如果我感到累了，事情会变得很糟糕。"

正如朱莉所发现的那样，一次做一件事是一种勇气的表现，但它不是治疗。治疗方法是重复这些活动，直到我们开始觉得做起来更舒服为止。

我们的神经系统通常不会因为一次面对的情况而停止恐惧，这是有原因的。我们可能都做过一次危险的事，侥幸逃脱了惩罚，但我们很快就意识到自己是多么幸运，我们需要不断地重复才能消除恐惧。

此外，我们的反复暴露需要在时间上相对接近。例如，许多人害怕坐飞机。如果他们有家人在很远的地方，他们可以每年飞一次去度假。每年重复一次暴露疗法通常不足以改变我们的恐惧程度，但在相对近距离的时间上飞几次会有很大的不同。

熬过不适感

"这周下班后你和同事出去玩的时候发生了什么？"我问朱莉。

"有那么几个时刻，我真的很想离开那里。有一次我去洗手间，心想，你可以从后门溜出去，可能没人会注意到。"

"是什么阻止了你？"我问。

她笑了，"首先，我知道我们会有这样的对话，我不想说我逃跑了。更重要的是，我厌倦了逃跑。我一直在逃避恐惧，但我也在逃避生活。如果我不能克服这种恐惧，我怎么能遇见一个人并爱上他呢？"

因为朱莉留下来了，她发现当事情变得困难时，她不必逃避，她也看到自己的焦虑情绪消除了。在过去，她总是认为逃离这种情况是她缓解痛苦的唯一方法。

当我们按照等级制度工作时，重要的是我们要在一个环境中停留足够长的时间来学习新东西。如果我们一开始感到不舒服就逃跑，就会强化我们的逃避行为，如果我们留下来，就会有事情可能会变得非常糟糕的想法。如果我们的恐惧在暴露的过程中减少了，这是件好事。

你是否曾因为焦虑而逃避某些情况？你觉得如果你留下来会发生什么？

_____

_____

消除不必要的支持

"我意识到我一直在做的很多事情是多么的不必要，"朱莉告诉我，"例如，我总是认为我必须把我要在团队会议上说的话打出来。我会事先复习一遍，然后尽我所能把它记下来。但是当我说话的时候，我要么读我写的东西，这让我听起来不是很有活力，要么我试着记住它，如果我忘记了，我会感到慌乱。"

朱莉描述了她会做的其他事情来防止她的恐惧变成现实。例如，当她和朋友们聚在一起时，她宁愿去看电影而不是吃晚饭，以避免可能出现的"尴尬的沉默"。

我问她从放弃这些行为中学到了什么。

"我感觉像小飞象！"她说，我疑惑地看着她，她接着说，"它能飞是因为他有一双大耳朵，但它认为它能飞是因为他的朋友给了他一根'神奇的羽毛'。所有这些道具都是我的'魔法羽毛'，就像小飞象，如果我的羽毛掉了，我就会觉得自己沉了下去，就像我记不住那些话的时候一样。现在我可以在会议上发言，尽我最大的努力，到目前为止一切都很好。"

朱莉所描述的她的"魔法羽毛"被称为"安全行为"，因为它们的目的是在我们焦虑的情况下"保护我们"。正如朱莉所发现的，大多数时候这些行为都是不必要的，甚至是有害的。例如，一个男人可能会记住一系列问题来问他的约会对象，以防谈话停顿。他可能会打断有趣的话题，提出一系列不合逻辑的问题，而不是进行一次自然的对话。

即使安全行为不会导致负面结果，它们也会带来代价：我们可以告诉自己，如果我没有做那些事情，事情可能会变得非常糟糕。这样，我阻止自己认识到，我们可以不用额外的支持来面对我们的恐惧。

想想你自己害怕的情况和你可能做的事情来阻止你害怕发生的事情，你是否觉得这些行为都是不必要的可以考虑放弃的安全行为？在下面的空白处写下你的想法。

_____

_____

_____

_____

拥抱不适和不确定

"你的演讲怎么样？"我问朱莉。她一直工作到她层次最高的项目，包括在整个公司面前展示团队的项目。

"比我预料的要好，"她告诉我，"我以为只有我们公司的人会来。但是，在会议开始前，凯文把我拉到一边，告诉我，对现在和潜在的投资者来说，这也是一场盛大的表演。我没有意识到我基本上是在为一个项目融资，所以我的焦虑比我预想的还要严重——如果量表上有11分的话，我早就在那里了。"

"怎么样？"我问她。

"我只是决定把它当作一个机会，把焦虑转化为力量，而不是试图让它消失。真的，我该怎么办？不做报告？所以我对自己说，这对我来说不是一个舒适的环境，我不知道事情会怎样发展。让我们看看这将把我引向何方。一切都很顺利。一开始我很害怕，但随着时间的推移，事情变得容易多了，看来我们会有新的投资者来投资这个项目。"

当我们做我们害怕的事情时，很可能会感到不舒服，我们可以抵制这种不适，也可以选择接受它。当我们接受这将是可怕的，恐惧对我们的影响就会减少，没有好转，也没有恶化，只是不舒服。

我们会陷入不确定性，就像我们会陷入不舒服一样。我们可以告诉自己，而不是回避未知，"我不知道会发生什么，无论如何我都愿意去做"。

当你面对自己的恐惧时，你如何鼓励自己去忍受不可避免的不适，并接受内在的不确定性？如：

- 提醒自己这很难，以及为什么无论如何你都愿意去做。
- 培养对体验的好奇心态度："让我们看看这是怎么回事。"
- 记住是什么第一时间促使你直面恐惧。
- 记住不适不会永远持续。

- 挖掘你的力量源泉。

- 知道很少有伟大的事情是通过逃避实现的。

在下面的空白处，写下当你面对不确定或不舒服的情况、想要退缩的时候，你会提醒自己什么。

什么是勇气？

勇气不是没有恐惧，而是判断有什么比恐惧更重要。

——安布罗斯·雷德蒙（Ambrose Redmoon）

为不同的恐惧量身定制曝光

虽然暴露疗法的一般原则适用于各种类型的焦虑，但我们可以根据具体情况对其进行调整，从而提高其有效性。

特定的恐惧症

对特定的恐惧症的暴露往往是最直接的。在许多情况下，一次延长的暴露时间可以有效地治疗这种情况。例如，一项研究发现，对于90%接受治疗的人来说，大约两小时的暴露会带来持久的改善，甚至完全康复。在没有治疗师帮助的情况下，该方案也可以有效。

暴露于恐惧之中，你就能对自己与恐惧的事物或情境互动时，会发生什么做出假设。例如，如果你担心自己会被困在电梯里，乘坐电梯可以让你测试这个预测。

如果你与恐惧作斗争，你认为如果你面对它会发生什么？

记住这些预测，当你在本章后面创建自己的暴露层次结构时，它们将会派上用场。

恐慌症

暴露疗法可以在管理恐慌症的许多方面发挥作用，我们从最简单的开始：保持呼吸。

保持呼吸。 呼吸与我们的神经系统紧密相连，当我们感到平静和放松时，我们的呼吸往往缓慢而稳定。

当我们害怕的时候，我们会做快速而浅的呼吸。现在做几次快速而浅的呼吸，注意你的感受。然后做几次缓慢的呼吸，看看会发生什么。

当我们经常感到恐慌时，我们倾向于以一种增加生理唤醒和焦虑的方式呼吸。通过每天练习几分钟放松的呼吸，就可以降低我们的压力水平。如果你正在努力控制恐慌，计划每天用以下方式呼吸五分钟。

1. **慢慢吸气，数到四。**缓慢呼吸比深呼吸更重要，尽量向腹部吸气，而不是胸部，腹部呼吸会随着练习而改善。

2. **慢慢呼气，数到四。**

3. **在你下一次吸气之前，暂停2到4拍。**

你也可以在你的暴露练习中使用这种呼吸技巧。当我们面对一个充满挑战的局面、担心恐慌时，会觉得自己无法控制局面。我们可以控制的一件事是我们把注意力集中在哪里，可以把呼吸作为一个焦点来帮助我们面对挑战。

记住，呼吸的目的是帮助你完成你的暴露，而不是消除你的焦虑或确保你不恐慌。如果我们把呼吸作为"避免恐慌"的一种方式，可能就会适得其反，导致更多的焦虑。记住：专注于呼吸的重点是专注于呼吸。

测试你的预测。如果你有恐慌症，希望此时你已经重新评估了你对恐慌的一些信念。例如，我们可能认为惊恐发作会导致窒息或"发疯"，而实际上惊恐发作并不危险（只是非常令人痛苦）。我们可以通过暴露练习进一步测试我们对恐慌的信念。

如果恐慌了会发生什么，你有什么信念？这些恐惧中是否有一些是很难通过挑战你的思想来克服的呢？例如，你是否预期会发生一些不好的事情（除了恐慌本身）？

———————————————————————————

———————————————————————————

———————————————————————————

———————————————————————————

当你设计你的暴露层次结构时，请考虑你所拥有的信念以及如何测试它们。

面对我们对恐惧的恐惧。在恐慌症中，我们常常开始害怕自己身体的反应，因为它们与恐慌有关。例如，我们可能开始害怕心跳过快，因为我们的心脏在恐慌时跳动更快；因此，我们可能会开始避免那些会提高心率的活动，而这会进一步加剧我们的恐惧。

就像我们出于恐惧而避免任何活动一样，我们可以练习接近身体症状来减少它们带来的不适。这种类型的练习被称为内感受性暴露，常见的活动及其引发的症状包括：

活动	感觉
用咖啡搅拌器呼吸1分钟	感觉窒息
剧烈奔跑1分钟	心跳加速，呼吸急促
快速深呼吸10次	换气过度，麻木的四肢，感觉"不真实"
在转椅上旋转	头晕

你对与恐慌有关的身体感觉产生过恐惧吗？如果有的话，哪些身体上的感觉会让你感到不舒服？把它们写在下面的空白处，并写出能产生这些感觉的活动。

_____

_____

_____

_____

你已经开始害怕身体上的感觉，请计划把这些活动纳入你的层次。

对恐慌保持开放心态。试着不恐慌常常会产生一种自相矛盾的效果，那就是制造更多的恐慌。对许多人来说，消除恐慌最有效的方法就是愿意恐慌，有些人甚至描述了一种"来吧"的心态。"当我们愿意发生恐慌症时，恐惧恐慌就会减少，恐慌症发作的可能性也会降低。

愿意通过内感受性暴露带来类似恐慌的症状符合这种心态。你也可以练习对你所经历的特定症状敞开心扉，例如，如果你的心脏开始加速跳动，那就让它加速吧——甚至是愿意让它加速跳动。与我共事过的大多数人都觉得这种做法颇具挑战性，因为它违背了我们试图停止恐慌的自然冲动。与此同时，他们往往发现它非常有用。

社交焦虑障碍

针对社交焦虑障碍的CBT包括解决情境中特定认知成分的定制技巧。

使用暴露的办法来测试信念。朱莉担心人们会在她的演讲过程中感到非常无聊和不舒服。我们努力确定她如何知道他们的感受——他们会怎么做？当其他人对着这群人讲话时，他们的行为会有什么不同？

在她的演讲中，朱莉强迫自己抬起头来看看人们的反应，尽管她害怕自己会看到什么。令她惊喜的是，她的同事们看起来和以前一样。一些人在看手机，一些人在专心听讲，还有一些人在点头。明确她希望看到具体的什么，然后将她的预测与实际发生的情况进行比较，这样就可以公平地检验朱莉的信念。她的结论是，她的恐惧在这个案例中是没有根据的，在其他案例中可能也是如此。

　　如果你要暴露社交焦虑，一定要明确你担心具体会发生什么，以及你将如何测试它是否会发生。我们很容易相信自己对事情进展的直觉，如果我们很容易产生社交焦虑，我们的直觉就会偏向于认为我们做得不好。

　　想想一个你害怕的社交情境，当你面对它时，你害怕的事情可能会发生，你如何设置一个暴露的办法来测试你的预测？

_____

_____

_____

_____

　　把安全行为丢掉。朱莉对我说："我发现，在社交场合，我不必像我认为的那样做那么多。比如，当我和朋友出去的时候，我总是在想接下来要说什么，我很担心谈话中出现尴尬的停顿。"

　　"当你放下这些事情时，感觉如何？"我问她。

　　"一开始我很惊讶，谈话并没有戛然而止。我已经做了很长时间，我只是认为这是我和这些可怕的沉默之间唯一的东西。"她停顿了一下，"我想我真的觉得我现在在谈话中。之前我可能只有四分之一的时间在谈话，四分之三的时间在思考，所以我并没有真正听到别人在说什么，我太专注于确保我有话要说了。"

朱莉接着说，她的一个朋友最近告诉她，她非常喜欢和她聊天，因为朱莉是一个很好的倾听者。朱莉开始意识到，她是一个有价值的朋友，而不是像她想象的那样，一个别人想要回避的不善社交的人。

朱莉发现，通过放弃自己的安全行为，她能够更多地做自己，更多地为他人呈现。在社交焦虑障碍中，放弃安全行为尤其重要，因为它们实际上会使我们的社交能力恶化，还会让我们相信，没有安全行为，我们就做不好。社交焦虑障碍的其他安全行为包括：

- 把我的手放在口袋里，这样人们就不会看到它们在发抖。
- 在演讲之前，过度地预演我要说的话。
- 问很多问题来避免谈论自己。
- 在社交场合依赖酒精放松。

如果你与社交焦虑作斗争，你能辨认自己在社交场合中的安全行为吗？你认为使用这些行为的优点是什么？缺点呢？

_____

_____

_____

_____

向外转移注意力。 当朱莉准备曝光时，我们讨论了她在社交场合的注意力。她说："我通常会检查自己做得如何。""如果我在关注别人，通常是想看看我是否让他们感到不舒服。"她笑了，"这可能就是为什么当我们被介绍的时候，我从来不记得别人的名字——我只是想看看这个人是否觉得我很奇怪！"

随着我们讨论的深入，朱莉意识到关注自己只会越来越增加她的焦虑，这使她更有自我意识，从而导致了更大的焦虑。"如果你在谈话中不再关注自己会发生什么？"我问她。

"我不知道，"她说，"也许会更好，但我也担心自己会举止怪异，让别人感到尴尬，而我自己却不知道。"她同意练习在社交活动中把聚光灯从自己身上移开，看看会发生什么。

自我关注被认为是一种安全行为，就像其他安全行为一样，它可能对我们没有帮助，甚至可能使事情变得更糟。

当你处于不舒服的社交场合时，你的注意力有多少是集中在你自己身上，而不是集中在其他人身上？如果你发现自己在关注自己，你注意到了什么影响？

_____

_____

_____

_____

在你社交焦虑曝光的时候，练习引导你的注意力远离你自己和别人对你的看法，你可能会选择把注意力集中在和你谈话的人和他们在说什么上，或者集中在谈话、演示或你正在做的任何事情上，而不是监控你在做什么。

广泛性焦虑症

到目前为止，我们所关注的大多数恐惧都是关于不太可能发生的事情，比如飞机坠毁，或者没有我们想象的那么糟糕，比如在一群人面前脸红。当我们的焦虑主要集中在忧虑上时，我们的恐惧是基于我们对自己最关心的事情缺乏控制。

例如，我们担心孩子的安全，或失去父母，或失去工作保障，或遭遇重大车祸——任何可能带来巨大失望、痛苦或损失的事情，即使我们没有达到广泛性焦虑症的所有标准，几乎我们所有人都比所需要的还担心我们无法控制的事情。

你是否发现自己总是在担心一些事情？如果是的话，在下面的空白处列出你最近的一些担忧。

_____

_____

_____

_____

担忧如逃避。 很难为担忧建立一个暴露层次，根据定义，广泛性焦虑症中的焦虑并不局限于特定的情境或对象。此外，回避可能不像在恐慌症或特定的恐惧症等情况下那么明显。尽管如此，广泛性焦虑症还是有一种形式的暴露对焦虑和认知回避有帮助，认知回避是一种将某些恐惧从脑海中驱除的努力。

担忧的行为本身就是一种试图（通常是无意的）避免去想可能发生的真正可怕的事情。例如，如果我们害怕失去工作和无家可归，我们的大脑可能会执着于对我们更能控制的事情的担心，比如准时上班。如果害怕失去年迈的父母，我们可能会把我们的担忧集中在确保他们服药上。在这个过程中，我们的大脑正在尽最大努力将无家可归、失去父母和其他可怕的前景的真正可怕的画面推开。

把事情从我们的脑海中赶出去的问题是，它们往往会更经常地回来。在丹尼尔·韦格纳（Daniel Wegner）和他的同事进行的一项经典研究中，参与者被告知在五分钟内不要想到白熊。当然，他们越努力不去想它，他们就越经常这样做。

接受我们的恐惧。当我们逃避我们所害怕的东西时，会让我们所害怕的东西看起来更糟，直面我们的担忧可以让它们变得不那么具有威胁性。因此，避免思考我们的恐惧的办法就是有意识地去思考它们。当我们担心不好的事情发生时，我们可以练习把自己暴露在我们害怕的事情有可能发生的心理上。

例如，如果我担心我可能会生病，错过我一直期待着的一个大家庭旅行，我担心错过这次旅行会让我想要做一切我能做的来避免生病：洗手、充足的睡眠、避免生病的人，等等。通过担心这些更平凡的事情，我可以摆脱我可能错过旅行的想法。

尽管我尽了最大的努力，但是，没有办法确保我不会错过这次旅行。因此，随着旅行的临近，我的大脑会继续问："如果你生病了怎么办？"在这种情况下，我可以练习接受我所害怕的事情发生的可能性。"我可能会生病，错过这次旅行，在这个特殊的场合没有和家人在一起，我会感到非常难过。"我告诉自己。

最有可能的是，当我们告诉自己我们害怕的事情可能会发生时，我们的焦虑会在一开始就增加。然而，如果我们继续练习用接受来回应我们的担忧，它们就会失去刺痛感，不再那么困扰我们。

如果你有难以控制的忧虑倾向，有哪些陈述可以帮助你练习接受你所害怕的事情发生的不确定性？

_____

_____

_____

_____

生活在想象的未来。当我们担心可能发生的事情——比如失去我们的健康或我们所爱的人，就会觉得这些事情已经发生了。这样做，我们会遭受很多次的痛苦，甚至在一个具有挑战性的事件发生之前。

例如，如果我们想象自己被困在养老院，孤独和沮丧，我们会花很多时间为一些可能永远不会发生的事情感到难过。

你能回忆起最近一次你非常担心某件事，以至于感觉它已经发生了吗？如果有，请写在下面的空白处。

_____

_____

_____

我喜欢接受这样一种可能性，那就是我们担心的事情可能会发生，回到现在，回到实际发生的事情上。这样，我们既不逃避我们的忧虑，也不让我们感到忧虑。

当你发现自己在担心的时候，试着承认你害怕的事情可能会发生。然后，把你的注意力转回到你正在做的事情上。专注感官体验是有帮助的：你所看到的、听到的、闻到的、感觉到的或品尝到的。

记住，回到现在的意义不是逃避我们的恐惧，而是要更充分地投入到现实生活中去。

创建自己的层次结构

现在是时候构建你自己的暴露层次结构了。如果你喜欢，可以在电子表格中创建层次结构，以便按难度级别对项目进行排序。如果你想用纸和笔，请填写下面的表格。

回顾你在本章中所做的笔记，以开发将成为你层次结构一部分的项目。记住，你不需要在这个时候做所有的事情。当你努力向上的时候，越困难的事情就越容易做。

对于焦虑量表，请使用以下指南。注意绝对数字并不那么重要，它们只是让你对活动的难度进行排序。

0 = 无痛苦

5 = 困难但易于管理

10 = 我所感到的最大的痛苦

层次结构表单包含了使你的暴露成功的关键点的提醒。底部有额外的空间，所以你可以添加任何其他你想要包含的提醒，例如，你可能会提醒自己什么比恐惧更重要。

暴露等级

活动	痛苦程度（0 ~ 10）

提醒：

- 当我们面对它时，焦虑就会减少。
- 循序渐进、系统地完成你的层级结构。
- 忍受不适。
- 消除不必要的支持和安全行为。
- 拥抱不适和不确定性。
- _____
- _____
- _____

要完成的计划项目

检查你的暴露层次结构。对你来说，好的起点在哪里？计划从困难但可控的活动开始。你想让自己成功，所以选择你自信能做的事情。与此同时，如果你有排名第一或第二的项目，很可能想选择一些更具挑战性的，这样就能充分利用你的时间。如果你喜欢按从简单到困难的顺序排列活动，请在空白的暴露层次结构表单上重新排列活动。

选择两到三件你觉得本周能完成的事情，并写在下面的空白处。

活动1：

活动2：

活动3：

和你想要完成的任何活动一样，选择一个时间来完成每一项活动，并将它们添加到你的日历中。

如果你已经计划好完成你害怕的活动，说明你正在克服恐惧的路上。

你现在已经完成了这种自我导向治疗的六个模块，祝贺你所做的一切。下周，当我们把所有的东西放在一起的时候，会回顾一下你所做的。你将有机会评估一下你所涵盖的领域，你所取得的进步，以及你还需要做的工作。

现在，花点时间考虑一下你在这个项目的第6周感觉如何。在面对恐惧时，这一章对你来说有什么特别之处？在下面的空白处写下你的想法和感受。

_____

_____

_____

_____

活动计划

    1. 根据你的"回到生活"列表，继续完成你计划好的活动。

    2. 使用"每日活动表"监控你三天的活动。

    3. 注意你的想法，尤其是当你有大量的消极情绪时，根据需要，完成一个"挑战你的想法"的表格。

    4. 从第5周开始，继续完成任务。

    5. 在你计划的时间里，完成曝露等级层次的前几项。

    6. 安排时间完成第7周项目。

Week Seven
第7周 | 把它们放在一起

至此，我们已经涵盖了本工作簿中包含的所有主题，我们将用这一章的大部分内容来整合所有的部分，我们还将讨论在你们结束这个为期7周的项目后如何推进计划。

上周，我们集中讨论了克服恐惧的方法，循序渐进地通过一个计划来面对它们。在我们讨论如何更好地整合所有部分之前，让我们回顾一下你开始这个过程时的情况。

如果你在过去的一周里努力克服你的恐惧，花点时间思考一下事情的进展情况，你的曝光效果如何？你发现自己在哪里挣扎？

_____

_____

_____

_____

如果你在完成你的曝光计划时遇到了困难，请放心，很多人一开始都遇到了困难，但绝大多数人都做得很好。回顾那些使曝光有效的原则，并选择一个更容易接近的起点。你可能还会提醒自己，是什么迫使你直面恐惧？另外，是什么让困难变得值得？

_____

_____

_____

_____

上周活动计划的一部分包括监控你三天的活动。看看你这周的日常活动表格，它们与你在第1周和第2周完成的日常活动表格相比如何？总体活动水平有什么不同吗？还要检查一下"享受"和"重要"栏：你注意到有什么变化吗？把你的观察结果写在下面。

_____

_____

_____

_____

继续做清单上的活动，根据需要复习第2周。

在过去的四周里，你一直在关注你的大脑告诉你的事情，你觉得这个方法对你有什么帮助？

_____

_____

_____

_____

在过去的一周里，你有没有注意到那些似乎特别重要的想法需要仔细检查？如果是这样，请在下面描述一下你的想法，以及你质疑它们的过程。

_____

_____

_____

_____

在认识和处理有问题的思维模式方面，你有没有发现持续的挑战？如果有，请在下面的空格中描述。

_____

_____

_____

_____

根据需要，继续复习第3周和第4周的内容，解决出现的问题，并巩固材料。

在过去的一周里，你是如何完成自己计划的任务的？

_____

_____

_____

_____

如果你一直在为完成任务而奋斗，那么是什么阻碍了你呢？

_____

_____

_____

_____

　　根据需要，你可以回顾第5周的材料，以解决这个领域中正在面临的挑战。记住要严格按照计划行事，尤其是你在执行任务遇到困难的时候。

回　顾

　　"当我第一次来到这里的时候，我觉得自己快疯了，一切似乎都要崩溃了，我觉得自己快淹死了。"约翰（John）已经完成了急性期的治疗，我们决定一起把会面时间缩短到每三个星期一次。在准备过程中，我们回顾了到目前为止他的治疗情况。

　　当约翰打电话跟我讨论治疗方案时，我认出了他的名字，但想不起来是在哪见过，后来我意识到我在一队以他的名字命名的水暖车上看到过。当约翰意识到他不仅要对自己的家庭负责，还要对他的员工的家庭负责时，他的焦虑随着他的事业发展而增长。

　　每天，他都提心吊胆地听着公司的语音留言，担心公司会为一场重大的管道灾难负责。他在工作上花费越来越多的时间，大部分时间都在担心，效率也不高。他感到很难过，因为他离开家那么久，却没有像他想要的那样，像一个父亲和丈夫那样活在当下。当他在家的时候，他精神状态也不太好，因为他要担心和思考工作。从小学起，他就不再花时间和亲密的朋友们在一起，放弃了以运动和阅读为乐的生活。在我们第一次见面时，他告诉我："我大部分时间都在工作，担心工作，为工作而感到内疚。"

根据约翰当时的生活状况，他的目标是：

- 在工作和家庭生活之间找到平衡。
- 少担心我无法控制的事情。
- 提高工作效率。
- 找时间做能给我带来快乐的事情。

在这个为期7周的项目开始时，你对生活中不同领域的事情进行了盘点。基于这份清单，你制定了具体的工作目标。回顾你的目标清单，对于每一个问题，想想你已经取得的进步，并在下面的空白处写下你的印象。

_____

_____

_____

_____

在本章的后面，我们将讨论如何继续朝着你的目标前进。

约翰和我用认知行为治疗框架来了解他的情况。在治疗开始的时候，他的想法、情绪和行为都在一个自我延续的循环中：

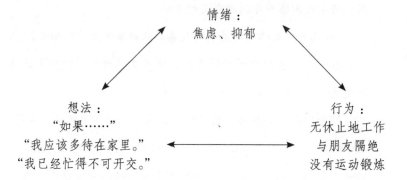

情绪：
焦虑、抑郁

想法：
"如果……"
"我应该多待在家里。"
"我已经忙得不可开交。"

行为：
无休止地工作
与朋友隔绝
没有运动锻炼

约翰的焦虑和抑郁导致了他的行为（孤立自己、不锻炼等），这反过来又加重了他的症状。同样，他的思想和症状相互强化，他的思想和行为也是如此。

我们从行为激活开始：寻找活动来解决他从生活、社会孤立和日益恶化的抑郁症中得不到回报的问题。

然后，我们进行了几次会议来研究他的想法——这些想法不仅没有帮助，而且常常是不真实的。例如，他把自己和他的父亲进行了不利的比较，他的父亲是一位成功的个体经营者，他的压力似乎从未像约翰那样大。约翰逐渐意识到，他父亲的经济负担要小得多，而且那时的生活成本很低。约翰也意识到，他的父亲可能比约翰小时候感到更大的压力，因为约翰的孩子们可能不知道他自己的压力。

后来的会议集中在时间和任务管理上，帮助约翰有效地投资他的时间，这样他就可以花尽可能多的时间做他所关心的事情，尤其是和他的家人、朋友在一起。最后，约翰练习面对他所拥有的恐惧，尤其是与工作中出现的一些非常糟糕的事情以及他的家庭面临财务崩溃有关的恐惧。

"我认为最大的原因是回到我喜欢做的事情上，"约翰说，"我觉得我本可以改变我的思维方式，提高工作效率，但如果我不享受生活，就好像在说这有什么意义？"

约翰发现，调整自己的思维方式消除了他享受活动的障碍，"我曾经对自己说，如果工作中出了问题，你没有时间，你会后悔的。但我意识到，我不能一辈子等着别人的管道爆炸，真正遗憾的是我没有好好享受在地球上的时光。"

想想你是什么时候开始这个项目的，以及从那以后你所做的工作，让我们回到CBT模型，看看这些部分是如何组合在一起的。

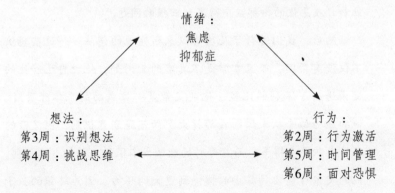

想想你在每一部分的经历，然后，考虑一下你在哪里发现了最大的好处。你觉得哪个部分进展顺利？把你的想法写在下面。

　　我问约翰过去几周发生了什么变化。他给我讲了一个故事。他说："上个星期，我在家里的办公室，我4岁的女儿走了进来。她好像在找磁带，没发现我在里面。当她看到我的时候，我看到她眼里有些害怕，她开始往后退。她已经习惯了我工作时的紧张和易怒，所以当我笑的时候，她一定很惊讶。当我这么做的时候，她竟然跑过来拥抱了我。我把她抱起来，和她聊了几分钟，我觉得自己真的看到了她，听到了她的声音，这是我记忆中的第一次，没有一丝恐惧和担忧的阴霾笼罩着一切。然后她跳下来说再见，爸爸，然后又继续玩。"

　　约翰的声音颤抖着，眼里充满了泪水，"之后我忍不住哭了起来。我只是在想，有什么能够比向我的孩子们表达爱更重要呢？我感到如此轻松，以前我觉得自己很重。现在，我不再把每件事都看得那么严重，实际上，我认为我更擅长我所做的事情。"

　　回想过去六周，有没有什么事情让你觉得自己在朝着正确的方向前进？这可能是工作中发生的事情，也可能是你和家人或朋友之间发生的事情。它可能是一个重大的发展或是一些微妙的东西，把事件写在下面，你对这件事有什么感想？

_____

_____

_____

_____

    当我们继续讨论什么对约翰有效时，我指出，他所看到的改善不仅仅发生在他身上——它们来自他在思想和行动上所做的改变。带着这个想法，我问约翰他做了哪些具体的事情让自己感觉好一些。我们一起列出了以下清单：

- 花更多的时间和朋友在一起。
- 信任我的员工，放松对工作的控制（很难）。
- 定期锻炼。
- 当我和家人在一起的时候，把注意力集中在他们身上。
- 注意我的想法。

    不同的人发现CBT项目的不同部分更有帮助，这取决于他们在挣扎什么和他们需要什么。当你想到你所做的积极的改变时，哪些具体的事情是最有帮助的？

_____

_____

_____

_____

约翰还指出了他继续奋斗的领域。当工作中出现问题时，很难不陷入忧虑，他还发现不锻炼很容易。虽然约翰在各方面还没有达到他想要的目标，但他有信心可以使用他的新工具继续朝着他的目标前进。

不管我们在CBT项目中投入了多少精力，没有人能完美地达到我们的目标，也没有人会觉得"工作完成了"。你希望在哪些领域继续做出改变？

过去六周的哪些工具可能在这些方面有帮助？

展望未来

约翰说："即使在过去几个月里我做了那么多工作，我还是会感到一阵阵的焦虑和担忧，但它们感觉更容易管理。这几乎就像我感到不那么焦虑，因为我知道我有一种控制焦虑的方法。"

基于他所发现的有用的东西，约翰和我制订了一个计划，继续他所取得的进步。他确定了导致他感觉好起来的五个主要因素，并将它们组织成一个健康计划。他选择将这五个因素排列成五边形，所以他的计划是这样的：

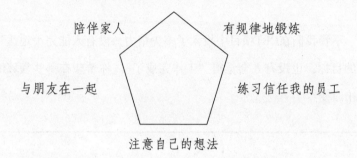

在约翰的每一个意图下，他都为自己列出了提醒。例如，在"陪伴家人"一栏内，他列出：

- 没有经常检查手机。
- 专注于和我说话的人。
- 当他们不必要地走神去工作时，重新引导他们的想法。
- 处理好工作上的问题，这样它们就不会打扰你了。

约翰随身带着一份这个计划的副本，以供参考，尤其是当他发现自己在苦苦挣扎时。

总结对你有用的东西

我们都需要提醒自己要做的事情，再次想想你所做的最有帮助的改变。你需要记住什么来保持良好的感觉，并应对未来可能出现的任何挑战？在下面的横线上总结你自己的计划（如果你需要更多的空白处，可以使用本书末尾的注释部分）。在组织你的想法的时候，请尽情发挥你的创造力，重要的是它能引起你的共鸣。

_____

_____

_____

_____

　　我常常惊讶地发现，我们很容易就会忘记那些让我们感觉良好的活动。例如，如果我不小心，我很容易让锻炼半途而废。生活中的变化也会以我们一开始可能没有意识到的方式影响我们的幸福感，比如当朋友搬走，我们失去了一个重要的支持来源。

　　当我们发现自己的情绪下降或焦虑上升时，我们可以参照自己制订的计划。通过分析各种因素，我们可以确定哪些是我们需要关注的，以便再次感受最佳状态。每当你需要提醒自己什么能让你感觉良好的时候，计划至少每周回顾一下自己的总结。

面对未来的挑战

　　会议快结束时，我问了约翰一个重要的问题：如果他不小心，什么事情的发生可能导致重大挫折？他立刻回答说："如果我最好的朋友决定离开。上次发生这种事时，我好几周都很沮丧。当我找不到一个人代替他的时候，我不得不收拾残局，这给家里造成了压力。而寻找一个我可以信任的人的整个过程真的让我抓狂，现在一想到它我就感到焦虑。如果我找不到人，或者我选了一个不怎么样的人怎么办？有太多的未知数。"

我问约翰他现在有什么工具是他以前可能没有的。"嗯，我知道现在我可以处理我的焦虑，这完全改变了游戏规则。我可以提醒自己接受不确定性，专注于我能控制的事情。因为到最后，我知道一切都会好起来的。"他的脸上露出了一点喜色，"事实上，我认为这将是对我所学知识的一次很好的测试。"

就像约翰一样，想想生活中任何可能让你感到挫败的事情。是否有一些事情是可能的，甚至是不可避免的，你需要为此做好准备，什么工具可以帮助你面对这些挑战？

_____

_____

_____

_____

正念减压法

保持健康最有帮助的方法之一就是练习把我们的注意力集中在现在，对我们的经历保持开放的心态。事实上，这种方法贯穿全书。例如，在实践中学会容忍不确定性，接受我们自己、挣扎和一切。要认识到我的思想只是一种想法，而不是绝对的真理，也是这种实践的一部分。

正念减压法的概念描述了这种关注当下、不带评判的生活方式。

2011年《临床心理学评论》（*Clinical Psychology Review*）的一篇文章总结称，正念减压法是预防复发性抑郁症患者在接受CBT治疗后复发的有效方法。

例如，玛（Ma）和蒂斯代尔（Teasdale）在2004年的一项研究中发现，与接受其他类型治疗的人相比，接受基于意识的CBT治疗的人的复发率降低了50%以上。虽然对正念减压法的详尽讨论超出了本书的范围，但你可能会考虑正念减压法是否对你有帮助。我在书的最后加入了一些关于正念减压法的资源，你可以了解一下。

其他目标

经过几周的治疗，约翰意识到还有一些他以前从未想过的领域是他想要研究的。例如，他觉得和妻子有一定的距离，他想在不久的将来和她谈谈。他还发现他的睡眠质量一直很差，以至于他都没有注意到。他决定在治疗中讨论这些问题，并利用他所掌握的CBT工具来解决它们。

通常，在我们学习了CBT技术之后，我们会开始在生活的某些方面应用它们，清除我们最糟糕的焦虑和抑郁可以为其他事情腾出空间。例如，我们可以决定处理与我们的职业、精神、人际关系、物质使用、睡眠或其他任何东西有关的问题。

自从你开始这个项目，你有没有想到其他的目标？如果有，请写在下面。如果没有，就继续关注你的预处理目标。

_____

_____

_____

_____

未说完的话

和一个我从未见过的人说再见感觉很奇怪（很有可能），但我不想在结束时不说出口。我们一起走过这本书的每一页：我在写作，你在做。在我们分开之际，我想感谢你们给我这个与你们共事的机会。我的希望是，你的抑郁或焦虑感觉更容易控制，你会感觉与自己的优势、所爱的人和经历更紧密地联系在一起。

我也鼓励你们期待仍然会有一些挣扎。没有一本书、没有多少工作可以摆脱所有的焦虑或生活的起起落落。在这种背景下，我经常想起赫尔曼·黑塞（Hermann Hesse）的一本书中的一句话，书名是《纳尔齐斯与歌尔德蒙》（_Narcissus and Goldmund_），其中一个角色说，没有一种平和永远存在于我们的内心，永远不会离开我们。在我们生命的每一个新的日子里，只有平和必须一次又一次地赢得。

通过找到对你有用的东西，并学会在某种程度上成为你自己的治疗师，你可以经常找到你需要的那种平和。

你已经完成了为期7周的CBT课程，毫无疑问，你已经为你的目标做了大量的工作。我希望你对自己所做的工作和取得的进步感到满意，改变我们的思想和行为是一项艰苦的工作。

花点时间看看自己做得怎么样。回顾过去几周，你有什么感觉？

当你展望未来的几周或几个月时，你有什么想法？

_____

_____

_____

_____

活动计划

1. 如果你正在练习面对恐惧，那就继续提升你的恐惧等级。

2. 继续练习你认为有用的其他技巧。

3. 根据需要返回到相关章节。

4. 有关其他工具，请参阅本书后面的参考资料部分。

The Next Seven Weeks
接下来的7周

如果你还在挣扎，该怎么做

几年前，我在做运动相关损伤的物理治疗时，被PT和CBT之间的许多相似之处所震撼。与CBT一样，PT也是一项艰苦的工作，需要克服不适才能达到更好的状态。PT还提供了像CBT这样的结构化计划，用于恢复健康和功能，并且会话之间的工作对于身体的治疗和大脑的治疗同样重要。

这两种疗法的相似之处在于，给我们带来治疗的问题很少能在治疗过程中得到完全解决。相反，我们通过进步来说明我们正在做的练习正在起作用。如果我们朝着正确的方向前进，就可能正在进行正确的锻炼。在PT课程结束后，我们继续通过一系列让我们保持健康的关键练习来避免再次受伤。

既然你已经完成了这个项目，接下来的七周对你来说就是朝着积极方向前进的关键时期。如果你在这个项目中取得了显著的进步，那么当你进入维护阶段时，就可以减少一些更集中的CBT工作。例如，你可能不需要严格地安排活动或监视思想。

与此同时，要小心那些会让你失去优势的微妙方式。要特别小心逃避，因为逃避很容易上瘾。虽然我不想让一个人觉得进步是脆弱的，但重要的是要警惕倒退的迹象，这样你就可以在需要的时候使用现有的工具。在接下来的7周（甚至更长时间）内，如果你还不确定，那就坚持那些能让你变得更好的练习吧。记得提及你的个人计划，它总结了怎样做才能让你感觉更好。

何时咨询专业人士

如果你觉得这个项目对你没有帮助，要么是因为它似乎没有解决你的困难，要么是因为你无法真正投入到这个项目中，寻求专业帮助可能是个好主意。虽然很多人可以在没有治疗师指导的情况下从这样的书中获益，但其他人需要更高层次的护理。

无论你的状况如何，我都鼓励你继续朝着你想要的生活前进，祝你旅途愉快！